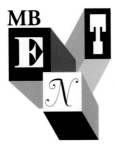

編集企画にあたって……

　耳鼻咽喉科頭頸部外科は，生きるために重要な機能を扱う診療科として，聴覚，前庭覚，嗅覚，味覚などの感覚器，音声，嚥下機能などを扱っているが，今まで，内科的治療，機能外科治療などの発達の一方で，慢性期のリハビリテーションについては，個々の施設で対応が異なっていた．昨今，日本耳鼻咽喉科頭頸部外科学会の耳鼻咽喉科リハビリテーション WG の活動によって耳鼻咽喉科頭頸部外科領域のリハビリテーション診療が浸透し，我々耳鼻咽喉科日常診療においても耳鼻咽喉科リハビリテーションが重要視されるようになってきた．

　そこで本企画においては，「リハビリテーションを活かそう―耳鼻咽喉科頭頸部外科領域―」と題し，各分野において最前線で活躍されている先生方に執筆を担当いただき，さらに耳鼻咽喉科リハビリテーションを深く知っていただく企画とした．リハビリテーションは耳鼻咽喉科頭頸部外科の多岐にわたるが，特に耳科分野に多く執筆していただき，補聴器，人工内耳，小児難聴，耳鳴診療を取り上げた．日本耳鼻咽喉科頭頸部外科学会のCMも開始され，日々の診療で難聴，耳鳴を主訴に来院される方の一助となれば幸いである．さらに，COVID-19 後の後遺症でも知られる嗅覚障害，味覚障害，さらには前庭機能障害や顔面神経麻痺，音声障害，嚥下障害のリハビリテーションを取り上げた．各項においては，リハビリテーションの概要，目標や注意すべきポイント，必要に応じ症例提示などをしていただきながら，勤務医，開業医問わず実臨床に役立つ執筆をお願いした．また，頭頸部外科領域においては，喉頭摘出術後の音声・呼吸器リハビリテーションや頸部郭清後の術後リハビリテーション，さらに境界領域である歯科口腔外科の先生に開口障害のリハビリテーションの執筆をお願いした．

　リハビリテーションについて広く取り上げさせていただいたことで，経験が乏しい若手の先生のスキルアップのみならず，第一線で活躍されている指導医の先生方にもご参考になる内容となっていると確信している．執筆いただいた先生方に感謝申し上げるとともに，本書が耳鼻咽喉科頭頸部外科診療の向上の一助となれば幸いである．

2024 年 9 月

小川武則

KEY WORDS INDEX

和　文

あ行
運動療法　*63*
遠隔リハビリテーション　*8*
嚥下訓練　*79*
音響療法　*19*
音声治療　*71*

か行
開口障害　*63*
顎運動　*63*
顎関節　*63*
活動　*79*
顔面神経麻痺　*32*
嗅覚刺激療法　*41*
嗅覚リハビリテーション　*49*
嗅神経細胞　*41*
教育的カウンセリング　*19*
頸部・肩症状　*88*
頸部郭清術　*88*
抗酸化治療　*71*
喉頭感覚入力　*71*
喉頭全摘出術　*49*
声の安静　*71*
語音聴力レベル　*1*
呼吸器リハビリテーション　*49*

さ行
サウンドジェネレーター　*19*
シナプス可塑性　*41*
耳鳴　*19*
人工内耳　*8,14*
前庭代償　*25*
前庭リハビリテーション　*25*
装用閾値　*1*
咀嚼筋　*63*

た・な行
ターンオーバー　*41*
代償法　*79*
代用音声　*49*
聴覚トレーニング　*8*
治療的視点　*79*
頭頸部がん　*88*
難聴　*1,14*
認知機能　*41*

は行
バイオフィードバック療法　*32*
ハビリテーション　*14*
病的共同運動　*32*
副神経　*88*
平衡障害　*25*
Bell 麻痺　*32*
扁桃体　*57*
補聴器　*1,14,19*

ま・ら行
味覚トレーニング　*57*
味覚ホルモン　*57*
味覚リハビリテーション　*57*
味蕾　*57*
めまい　*25*
リハビリテーション
　　　　　1,14,32,49,88
リハビリテーションアプローチ
　　　　　79

欧　文

A・B
activity　*79*
aided threshold　*1*
amygdala　*57*
anti-oxidant treatment　*71*
auditory training　*8*
Bell's palsy　*32*
biofeedback therapy　*32*

C
cochlear implant　*14*
cochlear implantation　*8*
cognitive function　*41*
compensatory methods　*79*

D・E・F
dizziness　*25*
educational counseling　*19*
exercise therapy　*63*
facial palsy　*32*

H
habilitation　*14*
head and neck cancer　*88*
hearing aid(s)　*1,14,19*
hearing level for speech　*1*

hearing loss　*1,14*

J・L・M・N
jaw movement　*63*
laryngeal afferent input　*71*
masticatory muscle　*63*
neck dissection　*88*

O・P・R
olfactory receptor neuron　*41*
olfactory rehabilitation　*49*
olfactory training　*41*
on-line rehabilitation　*8*
postural imbalance　*25*
pulmonary rehabilitation　*49*
rehabilitation　*1,14,32,49,88*
rehabilitation approach　*79*

S
semi-occluded vocal tract
　exercises　*71*
shoulder syndrome　*88*
sound generator　*19*
sound therapy　*19*
SOVTE　*71*
spinal accessory nerve　*88*
swallowing training　*79*
synaptic plasticity　*41*
synkinesis　*32*

T
taste bud　*57*
taste hormone　*57*
taste rehabilitation　*57*
taste training　*57*
temporomandibular joint　*63*
therapeutic perspective　*79*
tinnitus　*19*
total laryngectomy　*49*
trismus　*63*
turnover　*41*

V
vestibular compensation　*25*
vestibular rehabilitation　*25*
vocal resistance training　*71*
voice rest　*71*
voice restoration　*49*
voice therapy　*71*

WRITERS FILE ライターズファイル（50音順）

上野　真史（うえの　まさふみ）
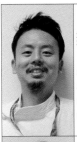
- 2013年　慶應義塾大学卒業
- 2015年　同大学耳鼻咽喉科・頭頸部外科学教室入局　済生会宇都宮病院耳鼻咽喉科
- 2017年　伊勢原協同病院耳鼻咽喉科
- 2018年　けいゆう病院耳鼻咽喉科
- 2020年　済生会宇都宮病院耳鼻咽喉科
- 2023年　慶應義塾大学医学部耳鼻咽喉科・頭頸部外科学教室，助教

四宮　弘隆（しのみや　ひろたか）
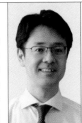
- 2006年　神戸大学卒業
- 2008年　同大学耳鼻咽喉・頭頸部外科入局
- 2009年　兵庫県立がんセンター頭頸部外科
- 2010年　姫路医療センター耳鼻咽喉科
- 2012年　神戸大学耳鼻咽喉・頭頸部外科
- 2016年　同，助教
- 2019年　同大学大学院修了
- 2019年　同大学大学院医学研究科国際がん医療・研究推進学分野，特命准教授

中井　一之（なかい　かずゆき）
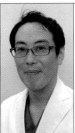
- 2014年　名古屋市立大学卒業　いなべ総合病院初期研修
- 2016年　名古屋市立東部医療センター耳鼻咽喉科
- 2020年　名古屋市立大学耳鼻咽喉科，臨床研究医
- 2022年　同大学医学部附属西部医療センター耳鼻咽喉科，助教

小川　武則（おがわ　たけのり）
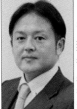
- 1998年　金沢大学卒業　東北大学病院耳鼻咽喉科
- 2004年　同大学大学院修了
- 2006年　宮城県立がんセンター耳鼻いんこう科
- 2008年　東北大学病院耳鼻咽喉科・頭頸部外科，院内講師
- 2010年　米国ジョンズホプキンス大学留学
- 2014年　東北大学病院耳鼻咽喉・頭頸部外科，講師
- 2019年　同，准教授
- 2020年　岐阜大学医学系研究科耳鼻咽喉科学分野，教授

高野　賢一（たかの　けんいち）
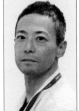
- 2001年　札幌医科大学卒業
- 2006年　同大学大学院修了　帯広厚生病院耳鼻咽喉科
- 2007年　帯広協会病院耳鼻咽喉科
- 2008年　札幌医科大学耳鼻咽喉科，助教
- 2011年　米国イェール大学留学
- 2013年　札幌医科大学耳鼻咽喉科，講師
- 2016年　同，准教授
- 2018年　同，教授

仲野　春樹（なかの　はるき）
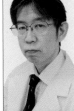
- 1998年　山形大学卒業　同大学医学部整形外科および関連病院で研修
- 2007年　同大学大学院医学博士課程修了　同大学医学部附属病院リハビリテーション部
- 2010年　同部，助教
- 2011年　大阪医科大学リハビリテーション医学教室，助教
- 2016年　同，講師
- 2021年　大阪医科薬科大学リハビリテーション医学教室，講師

奥谷　文乃（おくたに　ふみの）
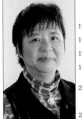
- 1984年　高知医科大学卒業　同大学耳鼻咽喉科入局
- 1985年～　ワークライフバランスのため非常勤勤務
- 1991年　高知医科大学第一生理学，助手
- 1995～96年　米国カリフォルニア大学アーバイン校留学
- 2002年　高知医科大学第一生理学，助教授（高知大学医学部基礎医学部門，准教授）
- 2014年　高知大学医学部地域看護学，教授

高橋　真理子（たかはし　まりこ）

- 1992年　名古屋市立大学卒業　豊橋市民病院，研修医
- 1993年　名古屋市立大学耳鼻咽喉科入局
- 2000年　同科，助教
- 2018年　同，講師
- 2019年　愛知学院大学歯学部外科学講座，准教授
- 2023年　名古屋市立大学医学部附属みらい光生病院耳鼻咽喉科，教授

任　智美（にん　ともみ）
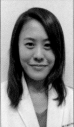
- 2002年　兵庫医科大学卒業　同大学耳鼻咽喉科入局
- 2007年　同大学大学院修了　神戸百年記念病院耳鼻咽喉科
- 2009年　兵庫医科大学耳鼻咽喉科・頭頸部外科，助教　ドイツ，ドレスデン嗅覚味覚センター留学
- 2011年　兵庫医科大学，学内講師
- 2014年　同，講師

金子　真美（かねこ　まみ）
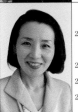
- 2006年　大阪医専言語聴覚学科卒業　京都桂病院リハビリテーション科
- 2010年　京都大学病院耳鼻咽喉科・頭頸部外科
- 2015年　同大学大学院医学研究科修士課程修了
- 2019年　京都府立医科大学大学院医学研究科博士課程修了，医学博士　同大学耳鼻咽喉科・頭頸部外科学教室

高橋　美貴（たかはし　みき）
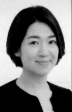
- 2002年　福井医療技術専門学校卒業（言語聴覚士）　公立神崎総合病院リハビリテーション科
- 2007年　神戸大学医学部附属病院リハビリテーション部（現職）
- 2013年　同大学大学院保健学研究科保健学修了
- 2018年　同大学大学院医学研究科医科学修了

山田　陽一（やまだ　よういち）
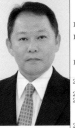
- 1991年　広島大学工学部化学工学科卒業
- 1995年　大阪大学歯学部歯学科卒業　名古屋大学大学院口腔外科学講座入局
- 1999年　同大学大学院医学系研究科外科系博士課程早期修了，博士（医学）
- 2002年　同病院遺伝子再生医療センター，助手/助教
- 2008年　同，院内講師
- 2011年　University of California San Francisco（UCSF）留学，客員准教授
- 2012年　愛知学院大学歯科口腔外科，講師
- 同，准教授／副部長
- 2017年　東京医科大学医科学研究所，非常勤講師
- 2018年　大阪歯科大学歯学部口腔インプラント学講座／大学院歯学系研究科，准教授
- 2021年　岐阜大学大学院医学系研究科感覚運動医学講座口腔外科学分野，教授
- 2023年　同大学高等研究院 One Medicine トランスレーショナルリサーチセンター，教授（兼務）　東海国立大学機構 One Medicine 創薬シーズ開発・育成研究教育拠点，教授（兼務）

國枝　顕二郎（くにえだ　けんじろう）
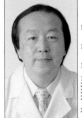
- 2008年　岐阜大学卒業　聖隷三方原病院，初期研修医
- 2010年　浜松市リハビリテーション病院・聖隷三方原病院
- 2012年　東北大学病院内部障害リハビリテーション科・浜松市リハビリテーション病院
- 2013年　聖隷浜松病院リハビリテーション科
- 2015年　浜松市リハビリテーション病院
- 2018年　同病院えんげと声のセンター，副センター長
- 2019年　岐阜大学医学部附属病院脳神経内科・浜松市リハビリテーション病院（非常勤）

土井　勝美（どい　かつみ）
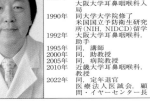
- 1981年　山口大学卒業　大阪大学耳鼻咽喉科入局
- 1990年　同大学大学院修了　米国国立予防衛生研究所（NIH, NIDCD）留学
- 1992年　大阪大学耳鼻咽喉科，助手
- 1995年　同，講師
- 2000年　同，助教授
- 2005年　同，病院教授
- 2010年　近畿大学耳鼻咽喉科，教授
- 2022年　同，定年退官　医療法人医誠会，顧問・イヤーセンター長

CONTENTS

リハビリテーションを活かそう
―耳鼻咽喉科頭頸部外科領域―

補聴器による聴覚リハビリテーション ……………………………………上野　真史ほか　**1**

補聴器を用いて患者の聞こえの力を最大限引き出すことを目指す．そのためには，医師の十分な説明と補聴器が適切に調整されていることの確認が必要である．

人工内耳装用者に対する聴覚リハビリテーション ……………………土井　勝美　**8**

人工内耳装用者に対するリハビリテーションの課題として，能動的聴覚トレーニングの標準化，チーム医療の確立，そして遠隔リハビリテーションのシステム構築が挙げられる．

小児の聴覚障害に対するリハビリテーション ………………………高野　賢一　**14**

小児に対する聴覚（リ）ハビリテーションでは，難聴の早期発見，適切な補聴と早期療育を開始することで，コミュニケーションの基礎を形成して言語力を習得していく．

耳鳴のリハビリテーション ……………………………………………高橋真理子　**19**

耳鳴のリハビリテーションは，詳細な問診，耳鳴の評価，聴力検査を行い，教育的カウンセリングと音響療法を行っていくことが中心となる．

前庭リハビリテーション ………………………………………………中井　一之ほか　**25**

前庭リハビリテーションは，前庭代償が不十分で，めまい・平衡障害が慢性的に持続する患者に対して行われる．負荷の軽いものから開始し，徐々に強度を上げていく．

顔面神経麻痺後遺症のリハビリテーション治療 ……………………仲野　春樹　**32**

末梢性顔面神経麻痺の後遺症である病的共同運動や顔面拘縮の予防・改善を目的に，筋伸張マッサージやバイオフィードバック療法などのリハビリテーション治療が行われる．

嗅覚障害のリハビリテーション ………………………………………奥谷　文乃　**41**

嗅覚障害に対して行われる嗅覚リハビリテーション（嗅覚刺激療法）の原理と適応疾患，実践および認知機能維持における今後の期待について解説する．

編集企画／小川武則
岐阜大学，教授

Monthly Book ENTONI　No. 303/2024. 11　目次

編集主幹／曾根三千彦　香取幸夫

喉頭摘出後のリハビリテーション ……………………………… 四宮　弘隆　49

喉頭全摘出後のリハビリテーションとして，音声リハビリテーションのみならず，呼吸器リハビリテーションによる下気道の保護，嗅覚リハビリテーションによる嗅覚再獲得も重要である．

味覚障害のリハビリテーション ………………………………… 任　　智美　57

味覚障害の診療においてリハビリテーションの有効性は未だ報告されていないが，今後検証していく必要性がある．

開口障害のリハビリテーション ………………………………… 山田　陽一ほか　63

開口障害のリハビリテーションは，開口障害の病態把握が重要である．本稿では，病態に応じたリハビリテーション方法や介入時期について解説していく．

音声障害のリハビリテーション ………………………………… 金子　真美　71

声の機能的問題に対するリハビリテーション（音声治療）効果について科学的に示されつつある．その臨床応用例について概説する．

嚥下障害のリハビリテーション ………………………………… 國枝顕二郎ほか　79

機能訓練だけでなく，代償法や環境改善といったアプローチも重要である．嚥下機能評価は治療的視点で評価し，嚥下障害の病態に応じて訓練法を取捨選択して行う．

頸部郭清の術後リハビリテーション …………………………… 高橋　美貴ほか　88

頭頸部がんの多くの症例で，頸部郭清術が施行されている．本稿では術後に行う実際のリハビリテーションについて図や症例の写真などと併せて紹介する．

Key Words Index …………………………… 前付 2
Writers File ………………………………… 前付 3
FAX 専用注文書 …………………………… 97
FAX 住所変更届け ………………………… 98
バックナンバー在庫一覧 ………………… 99
Monthly Book ENTONI 次号予告 …………… 100

【ENTONI® （エントーニ）】
ENTONIとは「ENT」（英語のear, nose and throat：耳鼻咽喉科）にイタリア語の接尾辞 ONE の複数形を表す ONI をつけ，耳鼻咽喉科領域を専門とする人々を示す造語．

前付 5

Monthly Book ENTONI

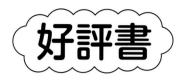

通常号定価
No.248・261・271⇒2,750円（本体 2,500円＋税）
No.294⇒2,860円（本体 2,600円＋税）

子どもの難聴を見逃さない！

No. 271（2022年5月号）
編集企画／伊藤　真人（自治医科大学教授）

見逃さずに適切な診療を行うための検査の概要や診断を解説

- 聴覚スクリーニング検査
- 子どもの聴力検査
- 補聴器の適応と調整
- 人工内耳の適応と療育
- サイトメガロウイルス感染症
- ムコ多糖症
- 滲出性中耳炎
- 慢性中耳炎
- 聴器の形成異常
- 遺伝性難聴

先天性サイトメガロウイルス感染症と難聴
―診断・予後・治療―

No. 261（2021年8月号）
編集企画／小川　洋（福島県立医科大学会津医療センター教授）

耳鼻咽喉科・産婦人科・小児科・病理の先生方など多科にわたって解説

- 先天性サイトメガロウイルス感染症とは？
- 先天性サイトメガロウイルス感染症と難聴
- 先天性サイトメガロウイルス中枢感染
- 先天性サイトメガロウイルス感染による難聴発症メカニズム
- 先天性サイトメガロウイルス感染症の胎児診断
- 先天性サイトメガロウイルス感染の出生後診断
- 先天性サイトメガロウイルス感染症に対する治療
- 先天性サイトメガロウイルス感染症と人工内耳
- 先天性サイトメガロウイルス感染症に対するワクチンの現状
- 先天性サイトメガロウイルス感染症に対する予防対策

軟骨伝導聴覚
―耳鼻咽喉科医に必要な知識―

No. 294（2024年3月号）
編集企画／細井　裕司（奈良県立医科大学、理事長・学長）

軟骨伝導補聴器の適応やフィッティング、装用効果など詳しく解説

- 軟骨伝導―補聴器から音響・通信機器へ、そして社会貢献へ―
- 軟骨伝導の音の伝導経路―気導、骨導、軟骨伝導の違い―
- 軟骨伝導音のシミュレータと評価手法開発の経緯
- 軟骨伝導振動子と軟骨伝導補聴器
- 軟骨伝導補聴器と骨導デバイス
  ―骨導補聴器、骨導インプラントとの違い―
- 先天性外耳道閉鎖症での装用効果
- 小耳症と軟骨伝導補聴器
- 後天性外耳道閉鎖症に対するフィッティング
- 一側性難聴耳に対するフィッティング
- 大学病院での軟骨伝導補聴器のフィッティング
- 医院での軟骨伝導補聴器のフィッティング
- 軟骨伝導補聴器の公的支援

補聴器・人工中耳・人工内耳・軟骨伝導補聴器
―聞こえを取り戻す方法の比較―

No. 248（2020年8月号）
編集企画／神田　幸彦（神田Ｅ・Ｎ・Ｔ医院院長）

医師、言語聴覚士の立場から
リアリティー溢れる内容をお届け

- 補聴器 update
- 人工中耳 ―最近の進歩―
- 人工内耳 ―最近の進歩―
- 補聴器の聞こえの特徴とは？
- 人工内耳の聞こえの特徴とは？
- 補聴器と人工中耳の聞こえの特徴の差
- 補聴器と人工内耳の聞こえの特徴に関する経験と考察
- 目の前の患者にどのようなケースの場合、補聴器を勧めるか
- 目の前の患者にどのようなケースの場合、人工中耳を勧めるか
- 目の前の補聴器の患者にどのようなケースの場合、人工内耳を勧めるか
- 軟骨伝導補聴器の開発とその後の進歩
- 軟骨伝導補聴器と従来の補聴器との違い、目の前の患者に勧めるコツ

全日本病院出版会　〒113-0033　東京都文京区本郷 3-16-4　Tel:03-5689-5989
www.zenniti.com　Fax:03-5689-8030

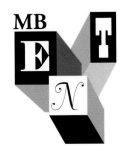

◆特集・リハビリテーションを活かそう―耳鼻咽喉科頭頸部外科領域―

補聴器による聴覚リハビリテーション

上野真史[*1]　新田清一[*2]

Abstract 補聴器による聴覚リハビリテーションの目的は,「難聴による生活への支障を, 補聴器を用いることで改善させること」である. 当科では非装用時の最良の語音明瞭度を, 補聴器装用下で会話音圧帯(60 dBHL 程度)にて達成させることで, 患者の聞こえの力を最大限引き出すことを目標としている. そのために必要十分な音の増幅は不快感を伴うが, 当科では音量を下げて不快感を軽減させるのではなく, 常時装用を続けることで増幅した雑音や環境音に慣れることにより不快感を軽減させ, かつ十分な補聴器装用効果も得ていくことを目指している. 本リハビリテーションを成功させるためには, リハビリテーションの意義や目的について患者の十分な理解と納得が必要であり, 耳鼻咽喉科医の適切な説明が重要である.

Key words 補聴器(hearing aid), 難聴(hearing loss), リハビリテーション(rehabilitation), 語音聴力レベル(hearing level for speech), 装用閾値(aided threshold)

聴覚リハビリテーションとは

世界に先駆けて超高齢社会を迎えている本邦では, 加齢性難聴をはじめとする聴覚障害患者が増加し続けており, 現在治療介入が必要な難聴者は約 900 万人とされている. 2025 年には高齢化率が 30%を超えると予想され, 2030 年には治療介入が必要な難聴者は 1400 万人を超すと予測されている[1]. また, 昨今では難聴が認知症における予防可能な最大のリスク因子と報告されており[2], 社会的注目を集めるとともに難聴者への治療介入の必要性が高まっている.

「聴覚リハビリテーション」とは, その文字の通り難聴(聴覚障害者)に対するリハビリテーション治療である. 言語習得を目的とした小児に対する聴覚リハビリテーションから, 人工内耳装用者に対する聴覚リハビリテーション, 耳鳴患者に対するリハビリテーションなど, 本邦では様々な聴覚リハビリテーションが実臨床で施行されている[3]が, もっとも広く使用されている人工聴覚器である補聴器を用いた聴覚リハビリテーションは, その代表格である. 補聴器による聴覚リハビリテーションとは, 難聴によって生活に不自由している患者に対して補聴器を適合させ, 生活を改善させていく過程である[4]. 画一された手法は存在せず, 各医療機関によって様々な手法[5)6)]で行われているが, 本稿では当科で施行している補聴器による聴覚リハビリテーションについて概説する.

補聴器による聴覚リハビリテーションの目標

補聴器による聴覚リハビリテーションの目的は,「難聴による生活への支障を, 補聴器を用いることで改善させること」である. そのために, 我々医療者ができることは,「患者がもっている聞こ

[*1] Ueno Masafumi, 〒160-8582 東京都新宿区信濃町 35　慶應義塾大学医学部耳鼻咽喉科・頭頸部外科学教室, 助教
[*2] Shinden Seiichi, 慶應義塾大学医学部耳鼻咽喉科・頭頸部外科学教室／済生会宇都宮病院耳鼻咽喉科, 主任診療科長・聴覚センター長

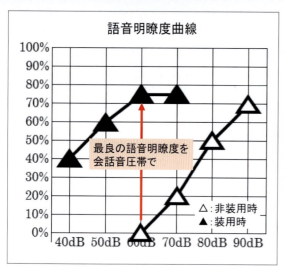

図 1. 補聴器による聴覚リハビリテーションの目標(語音明瞭度曲線)

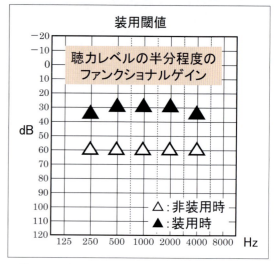

図 2. 補聴器による聴覚リハビリテーションの目標(装用閾値)

えの力を最大限に引き出すこと」となる[4]．

聞こえの力を評価する聴覚検査には様々なものがあるが，当科では語音聴力検査を参考にしている．語音聴力検査を施行すると，患者により最良の語音明瞭度(語音弁別能)が異なる．その語音弁別能が，すなわち患者がもっている聞き取りの力と考えられる．難聴者においてはそれを達成するために会話音圧帯より大きな音を必要とするが，補聴器を装用することでそれを会話音圧帯で達成させることが目標となる．つまり，「語音明瞭度曲線において非装用時の最良の語音明瞭度を，補聴器を装用することにより会話音圧帯(60 dBHL 程度)で達成させること」が目標となる[7](図1)．そのためには，必要十分な音の増幅(利得)が必要となり，当科では聴力レベルの半分程度のファンクショナルゲイン(ハーフゲイン)を目安としている(図2)．聞き取りたい音を増幅させる以上，音が大きく入る必要がない雑音や環境音も増幅され，それは患者にとっては不快なものとなる．しかし，不快感を軽減させるために補聴器の音量を下げてしまうと，当然聞き取りたい音量も低下し，「意味がない」「ないよりはマシ」な適合不十分である補聴器となってしまう．実際，他機関において購入した補聴器の効果に不満足で当科を受診した患者の補聴器のほとんどが，そのような十分に音が入っていない適合不十分な状態であった[8]．

一方で，あまりにも補聴器の装用効果より不快感が前面に出すぎると，そもそも補聴器を装用できないということになってしまう．そのため，補聴器による聞き取り向上(効果)と不快感は表裏一体であり，これらのバランスをうまく取っていくことが，補聴器による聴覚リハビリテーションにおいては非常に重要である．当科では，音量を下げて不快感を軽減させるのではなく，常時装用を 3 か月間続けることで，増幅した雑音や環境音に慣れることにより不快感を軽減させ，かつ十分な補聴器装用効果も得ていくことを目指している．

補聴器による聴覚リハビリテーションのポイント

1．リハビリテーションの流れ(図3)

初回調整では，利得を目標の 70% 以上(補聴器装用による聞き取り改善の効果が実感できるレベル)にして開始し，睡眠時や入浴時などを除き常時装用を指示する．その後は頻回に診察と再調整を行う．再調整では，3 か月後に目標に達することを目安に少しずつ音を上げていく．不快感の訴えにより音を下げてしまうと，不快感はないが大して聞こえない補聴器となってしまうため，基本的には音を下げない．開始 3 か月の時点で目標が達成できているかを補聴器適合検査により確認する．この 3 か月間のリハビリテーションは試聴器で行い，リハビリテーションが終了した時点で患

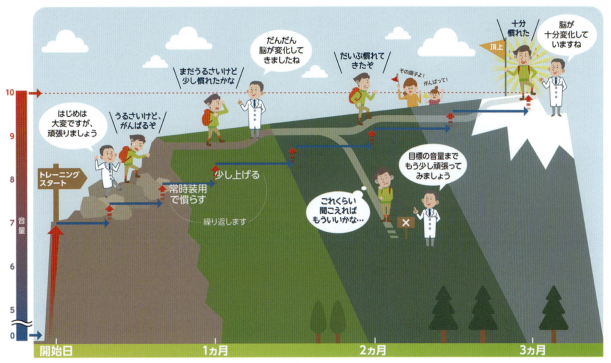

図 3. 補聴器による聴覚リハビリテーションの流れ
(リオネット補聴器:「聞こえと脳のトレーニング」より転載)

者自身に購入するかを判断してもらう.

2. 医師からの説明

本リハビリテーションにおいてもっとも重要なポイントである. 本リハビリテーションは, 頻回の通院を要するだけでなく, 補聴器装用・音の響きによる不快感を伴い, 患者への負担は少なくない. よって, リハビリテーションを継続するためには患者の理解と納得が必要であり, そのためには医師からの適切な説明が必要不可欠である. 以下に説明の要点を示す.

1) 補聴器装用開始前

＜聴覚リハビリテーションの概要と目的＞

聴覚伝導路の仕組みについて説明したうえで,「難聴の脳は静かな環境に慣れており, 補聴器装用でいきなり大きな音が入ると不快に感じやすい」など, 補聴器装用により不快感が生じる理由を説明する. そのうえで,「少しずつ音を大きくして脳を慣らしていき, 3か月後を目安に補聴器により必要十分な音を補充できるようになることが目標である」などと, リハビリテーションの目的を説明する. 不快な音に慣れていくためには, 長時間装用が必要であり, 常用の重要性を強調する. また, 不快を感じやすい音の具体例(食器の音や流水音など)を挙げておく.

2) 補聴器装用により予測される経過

純音聴力検査だけでなく, 標準語音聴力検査など他の聴力検査結果に基づき, 補聴器装用により改善が期待できること, 逆に効果に限界があることも含めて説明する. 補聴器を装用すれば, 難聴による生活障害がすべて解決できる(難聴がない時の聞こえに戻る)と期待している患者も存在するので, 補聴器の予測される効果についての適切な説明が必要である. そのために患者自身が「難聴により何を不自由に感じているか」を問診し把握する. イヤモールドを使用する場合は, 使用する意義と予測される不快感(密閉によるこもり感や圧迫感, 自分の声や咀嚼音の響きなど)についても説明する. 補聴器による不快感と同様, イヤモールドによる不快感も慣れにより軽減が期待できる旨を伝えておくと患者も安心する.

3) 装用開始後

リハビリテーション施行中は, 多くの患者が音

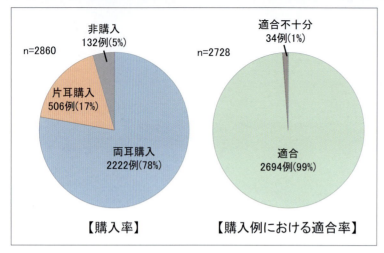

図 4.
補聴器によるリハビリテーションの結果

による不快感を訴え，音量を下げてほしいと訴える．不快感が生じる理由について再度説明し，不快感を軽減するために音量を下げると，不快ではないけどあまり聞こえない補聴器となってしまうことを繰り返し説明する．長時間装用することで，難聴の脳が変化し，不快感に慣れていくことが期待できる旨も強調する．

3．補聴器フィッティング

初回の利得は目標の70〜80％程度とし，頻回に調整・診察を行う．その頻度は当科では1〜2週間に1回程度としているが，患者の状況や希望にあわせて適宜変更する．1回の調整では1〜3dB以内で利得や出力を上げ，基本的に下げることはしない．

耳鼻咽喉科医は毎回の診察で，調整が適切に行われていることを特性図と補聴器適合検査で確認する．当科では主に音場での補聴器装用閾値と補聴器装用下の語音明瞭度検査を中心に施行している．

データ紹介（図4）

2005年11月〜2022年6月までに済生会宇都宮病院にて補聴器による聴覚リハビリテーションを施行した2,860例における，補聴器購入率と購入例における適合率を示す．2,860例のうち2,728例（95.4％）が補聴器を購入した．その約8割が両耳購入したが，片耳購入の半数以上が一側聾症例もしくは一側性難聴症例であった．両側難聴2,452例中2,222例（91％）が両耳購入した．補聴器購入例の99％が補聴器の適合を得ていた．

症例提示

当科にて補聴器による聴覚リハビリテーションを施行した代表的な症例を提示する．

症例1：84歳，男性

【現病歴】 1年前から緩徐に進行する難聴を自覚．数か月前に通販で購入した集音器を試したが，効果なく使用をやめた．生活に支障を感じるため受診．耳疾患の既往はない．

【難聴による不自由】「会話の聞き取りがしにくい．静寂下や1対1でも聞き返すことが多い」「TVの音量が大きいと言われる」「アラーム音や玄関のベル音が聞こえない」

【耳内所見】 異常所見なし

【純音聴力検査】（図5） 右45.0dB・左47.5dB（四分法）と高音域有意の両側感音難聴を認めた．

【語音聴力検査】（図6） 語音弁別能は左90％（80dB），右95％（80dB）であった．

【経過①】 加齢性変化による両側感音難聴が疑われ，補聴器装用の適応と考えられた．補聴器装用によるデメリット（金銭面，最初は装用感や音の響きによる不快感が生じることなど）について説明し，逆に補聴器装用によって改善が期待できることについても説明した．そのうえで補聴器装用を提示したところ，両耳に補聴器装用を希望された．

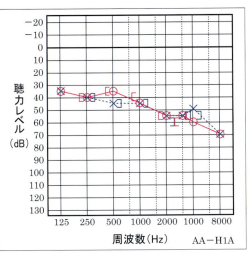

図5. 純音聴力検査

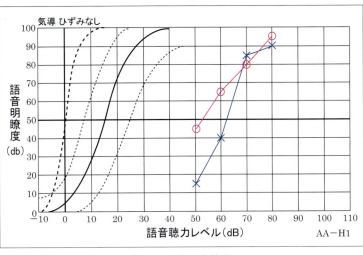

図6. 語音聴力検査

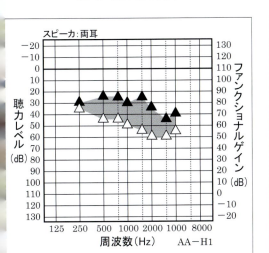

図7. 適合検査(補聴器装用閾値)

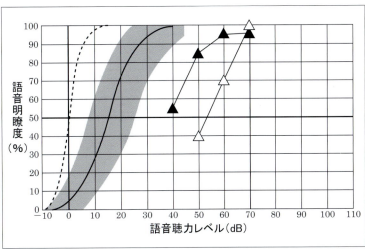

図8. 適合検査(語音明瞭度検査)

　当院における補聴器を用いた聴覚リハビリテーションの概要と目的について説明し，両耳に補聴器(耳かけ型)の試聴を開始した．最初は大きい音量や響きにより不快を感じるが，装用により慣れていき不快感の軽減が期待できる旨，そのためには常用が重要である旨を特に強調した．

　【経過 ②(リハビリテーション開始後)】　補聴器は入浴と睡眠時以外は常用できた．最初の1か月間は，車が走る音や食器の音などの生活音の響きによる不快感が強く，毎回の診察で不快感が生じる理由と長時間装用により不快感は軽減していくことが期待できる旨を繰り返し説明した．

　その後も補聴器の常用を継続でき，開始後1か月半の時点では，「だいぶ補聴器からの大きい音には慣れた．不快感も軽減した」とのことであった．その後も順調にリハビリテーションは進み，開始後3か月の時点では不快感の訴えはなく，「補聴器装用により会話の聞き取りが楽になった」など，補聴器の効果を実感された．

　補聴器適合検査でも適合を確認し(図7，8)，本人も両耳購入を希望された．

症例2：81歳，男性

　【現病歴】　15年以上前から緩徐に進行する難聴を自覚．10年前に近隣の百貨店で補聴器を一度試したが効果なく使用を中止した．その後も難聴が進行し，日常生活への不自由が大きく補聴器を再度試したいと希望され受診．耳疾患の既往なし．

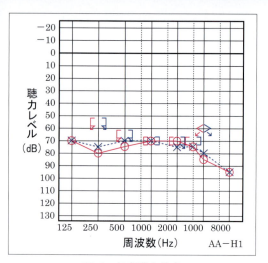

図 9. 純音聴力検査

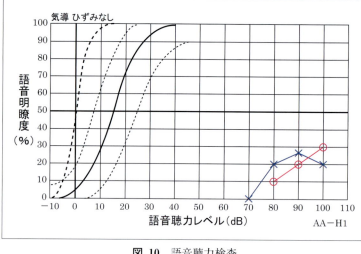

図 10. 語音聴力検査

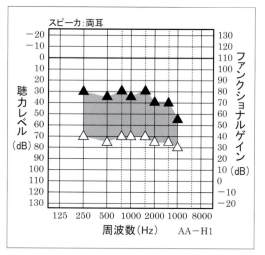

図 11. 適合検査（補聴器装用閾値）

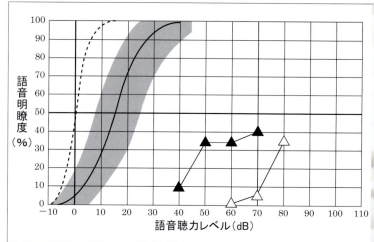

図 12. 適合検査（語音明瞭度検査）

【難聴による不自由】 「TV の音量が大きいと家族から言われる．隣人からも苦情がくる」「自宅で妻との会話の聞き取りができない」「そもそも車の音などに気づかず，危ない思いをすることがある」

【耳内所見】 異常所見なし．

【純音聴力検査（図9）】 右71.3 dB・左71.3 dB（四分法）と両側の高度感音難聴を認めた．

【語音聴力検査（図10）】 語音弁別能は左25%（90 dB），右30%（100 dB）であった．

【経過】 両側の高度難聴を認め，補聴器装用の適応と考えられた．症例1と同様に補聴器装用により予測される経過について説明した．特に，TV の音量を小さくすることや音の気づきには補聴器が寄与できる可能性が高いが，語音聴力検査結果から会話の聞き取りについては限界がある可能性について説明した．そのうえで，両耳への補聴器装用を希望された．症例1と同様にリハビリテーションの説明を施行し，両耳に補聴器（耳かけ型）の試聴を開始した．

本症例もリハビリテーション開始後2か月間は雑音や音の響きによる不快感の訴えが強かったが，その後不快感は軽減していった．3か月が経過した時点では，「会話がうまく聞き取れないことはあるが，補聴器を装用しないと聞こえもしなかったので，それに比べると楽になった．TVの音量は下がり，後ろから車が来てもすぐに気づけるようになった」と，一定の補聴器の装用効果を

実感されていた．補聴器装用閾値検査(図11)では
ハーフゲイン程度のファンクショナルゲインを得
ており，語音明瞭度検査(図12)にて非装用時の最
良の語音明瞭度(35%)を装用時では50〜60 dB で
達成できており，適合を確認した．患者本人も両
耳購入を希望され，現在も両耳装用を継続してい
る．

おわりに

　本リハビリテーションは，補聴器により患者の
聞こえの力を最大限引き出すことができるよう
に，不快感を徐々に慣らしながら聞き取りに必要
な大きさの音を脳に入れていくことを目指してい
る．補聴器装用を通して得られる新しい音環境に
脳を慣らしていく過程は，患者にとっては負担を
感じるため，本リハビリテーション成功のために
は耳鼻咽喉科医が十分にかかわっていくことが重
要である．特に，患者の理解と納得のために，リ
ハビリテーションの意義について耳鼻咽喉科医か
ら丁寧に繰り返し説明することと，補聴器が適切
に調整されているかを適合検査により耳鼻咽喉科
医自身が確認することが必要である．前述の通
り，リハビリテーションの方法は施設によって
様々であり，あくまで本稿で紹介した方法はその
一つである．しかし，どのような方法をとるにせ
よ，耳鼻咽喉科医がその主体を担うことが重要で
ある．

引用文献

1) 小川　郁：認知症と加齢性難聴　認知症予防対
　策における補聴器の役割．Audiol Jpn, **64**(1)：
　37-44, 2021.
2) Livingston G, Huntley J, Sommerlad A, et al：
　Dementia prevention, intervention, and care：
　2020 report of the Lancet Commission. Lancet,
　396：413-446, 2020.
3) 高野賢一：耳鼻咽喉科頭頸部外科診療の新機軸
　聴覚リハビリテーション．日耳鼻会報, **126**
　(11)：1205-1210, 2023.
4) 新田清一：補聴器による聴覚リハビリテーショ
　ン．日耳鼻会報, **123**(12)：1409-1411, 2020.
5) 三瀬和代，白馬伸洋：高齢難聴者の健康づくり
　を支える補聴器聴覚リハビリテーション．
　Audiol Jpn, **66**(6)：523-529, 2023.
6) 岡本康秀：認知症と聴覚　補聴による聴覚リハ
　ビリテーション．JOHNS, **34**(3)：335-338, 2018.
　Summary 難聴に対する補聴器の早期介入が
　望ましく，認知機能の評価をしつつ，言語聴覚
　士などを含めたチームによる聴覚リハビリテー
　ションが重要．
7) 新田清一，鈴木大介：第1章　はじめに：「なく
　てはならない補聴器」にするために⑥補聴器診
　療の具体的な達成目標〜きこえの力を最大限に
　引き出す：pp7-8, ゼロから始める補聴器診療．
　中外医学社, 2016.
8) 上野真史，新田清一，鈴木大介ほか：他機関で
　購入した補聴器の検討―補聴器適合検査の指針
　(2010)に準じた適合判定―．Audiol Jpn, **61**
　(3)：216-221, 2018.
　Summary 他機関にて補聴器を購入も装用効
　果に不満をもち，当科外来を受診した症例の大
　部分が適合不十分であった．

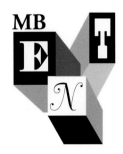

◆特集・リハビリテーションを活かそう─耳鼻咽喉科頭頸部外科領域─

人工内耳装用者に対する聴覚リハビリテーション

土井勝美*

Abstract 成人人工内耳装用者に対しては，人工内耳のmapping調整と聴覚検査を主体とする受動的聴覚トレーニングに留まっているのが国内の現状である．小児人工内耳装用者に対しては，能動的聴覚トレーニングが実施されているものの，標準化された能動的聴覚トレーニングは未だ確立されていない．また，医師，言語聴覚士，家族そして療育担当者などがチーム医療として聴覚トレーニングを実施できる環境も十分には整備されていない．海外では，対面での聴覚リハビリテーションのみならず，on-line上で提供されるrehabilitation toolやtraining module，そして自宅で実施するcomputer-based auditory training programもすでに整備されている．地域格差・過疎化や新型コロナウイルス感染禍を受けて，on-line rehabilitation，遠隔mappingのシステム構築の準備が国内でも開始されたところである．

Key words 聴覚トレーニング（auditory training），人工内耳（cochlear implantation），遠隔リハビリテーション（on-line rehabilitation）

聴覚リハビリテーションとは

聴覚障害に対するリハビリテーションとしては，補聴器装用下あるいは人工内耳装用下の聴覚リハビリテーションが代表的なものである．海外では，聴覚リハビリテーションの中でも，言語聴取能の獲得を目指した聴覚トレーニング（auditory training：AT）の重要性が指摘され，補聴器装用下および人工内耳装用下で様々なATが開発・実施されている[1)~5)]．ATは，その内容から能動的な聴覚トレーニング（active AT）と受動的な聴覚トレーニング（passive AT）の2つに大別され，特にactive ATを適用することでより良好な言語聴取能の獲得のみならず，認知能力の向上，精神活動の充実や社会活動性の維持に関して，より良好な効果が得られることが確認されている．Active ATでは，通常のpassive ATに加えて，後述するspeech-language therapistやspeech-language pathologistが対面で1週間に1回1時間の特別なATを数週間（8～10週間）の期間で集中的に実施するとともに，家庭内でも1日30分間のATを継続する．国内でも，施設によりその内容は異なるものの，小児人工内耳装用者に対してはactive ATが個別に実施されてはいるが，それ以外の聴覚リハビリテーションにおいてはactive ATが十分に浸透しているとはいえない状況にある．聴覚リハビリテーションを最適化・標準化していくという観点から，国内においても聴覚障害に対する適切なactive ATを確立し，臨床の現場に導入していくことが今後の最重要課題の一つと考えられる．

国内における聴覚リハビリテーションに関するもう一つの課題としては，聴覚リハビリテーションを，医師，家族，言語聴覚士，そして療育担当者などがチーム医療として実施できる環境整備が十分に標準化されていないことである[6)]．国内で1999年に国家資格として制度化された言語聴覚士は，2021年3月時点で36,000人を超える有資

* Doi Katsumi，〒530-0052 大阪府大阪市北区南扇町4-14 医誠会国際総合病院イヤーセンター長

格者が生まれているが，聴覚障害を専門とする言語聴覚士の比率は16％程度に留まっている．海外では，日本の言語聴覚士に相当する職種として，主として聴覚検査を担当するaudiologistに加えて，聴覚リハビリテーションを専門とするspeech-language therapist，speech-language pathologistの国家資格も制度化されている．国土が広く，人工内耳医療が少数の人工内耳センターで実施されることの多い海外では，対面での聴覚リハビリテーションのみならず，on-line上で提供されるrehabilitation toolやtraining module，そして自宅で実施するcomputer-based auditory training programも十分に整備されている[7]．これらのon-line rehabilitationでも，speech-language pathologistやaudiologistが積極的にactive ATを実施している．On-line rehabilitation，遠隔mappingについては，地域格差や新型コロナウイルス感染禍の影響で，国内でも北海道を中心にシステム構築が開始され，厚生労働省でも新たな聴覚リハビリテーションの確立に向けた臨床研究が企画されている．

海外では，成人および小児の聴覚障害に対する聴覚リハビリテーションのガイドラインがいくつか公開され，そこでもactive ATの重要性が強調されている．国内での聴覚リハビリテーションの標準化を目指して，様々な課題を解決していく必要がある．

国内での人工内耳装用者に対する
聴覚リハビリテーションの現状

国内においても，小児人工内耳装用者に対してはactive ATが各施設で個別に実施されている．一方で，成人人工内耳装用者に対しては，多くの施設で人工内耳のmapping調整と聴覚検査を主体とするpassive ATに留まっているのが現状である．残念ながら，小児人工内耳装用者に対するactive ATについても，国内で標準化されたactive ATは十分には確立されていない．多くの施設では，医療，療育，そして家族が連携したうえで，就学時の高い言語性IQの獲得を目指して，人工内耳を活用した聴覚口話法，すなわちauditory verbal（AV）communicationを主流とするactive ATが実施され，大きな成果をあげている．しかしながら，一部の施設では手話やキュードスピーチなどを併用するtotal communicationを主体にした訓練が実施されていることも一因となり，人工内耳を装用しているにもかかわらず，言語発達の遅れや言語性IQが低いままに留まる症例もある[6]．成人人工内耳装用者に対するactive ATの確立，小児人工内耳装用者に対するAVによるactive ATの標準化が，今後の最重要課題である．

小児および成人人工内耳手術の適応基準については国内でも改訂が進められてきた．2014年度の改訂で，小児人工内耳手術の適応年齢は「1歳以上」に引き下げられ，より低年齢でのactive ATの実施が可能になった．「両耳聴の実現のため人工内耳の両側装用が有用な場合にはこれを否定しない」との文言も入り，両側人工内耳手術数も飛躍的に上昇することとなった．新生児聴覚スクリーニング検査の体制整備が図られ，米国で提唱される「1-3-6ルール」に近い形で，出生後より早期での難聴診断，軽度～中等度難聴に対しては補聴器，高度～重度難聴に対しては人工内耳による0歳児からの早期治療・介入のシステム構築が進められている．特に，2019年に設立された難聴対策推進議員連盟が提唱する「Japan Hearing Vison 2019」に沿って，新生児聴覚検査，難聴児対策，高齢者の聴覚障害と認知症予防，補聴器医療，そして人工内耳医療などに対して，様々な領域からの横断的な施策が国や厚生労働省内で検討されている現状は望ましい状況である．

海外での人工内耳装用者に対する
聴覚リハビリテーションの現状

人工内耳手術が適応となる先天性の高度・重度難聴児については，前述の「1-3-6ルール」に従い，手術前からATが開始される．生後1か月ま

でに難聴の診断，生後3か月までに補聴器装用の開始，生後6か月までの家庭内でAVによるATを経て，十分な言語発達が見込めない場合は，両親への適切なカウンセリングの後，できるだけ早期（通常1歳まで）に人工内耳手術を実施する．手術後は，speech-hearing therapistによる通常のactive ATに加えて，2年間あるいは3年間のspeech-language pathologistによるAVによる集中的なactive ATが行われ，そこに両親が積極的に参画することで大きな成果を上げている[1].

典型的な手術後のmappingについては，1歳までは毎月あるいは隔月で調整を行い，mappingが安定した後も，5歳までは6か月毎に調整を行い，さらに5～19歳まで年1回のmappingの調整が継続される．同様に，様々な聴覚，言語，そして認知機能の評価が，手術後6か月，1年，その後は19歳まで最低毎年1回の頻度で実施されることになる．

海外では，成人の補聴器装用者，人工内耳装用者に対しても，聴覚リハビリテーションのガイドラインに沿ったactive ATの重要性が十分に認識され，特に加齢性難聴を原因とする高齢の補聴器装用者，人工内耳装用者へのactive ATが確立されてきた[2]. 通常のpassive ATに加えて，対面で，あるいはcomputer-based auditory training programを週2回追加で行うだけで，聴取能はもちろん認知機能についても有意な改善が確認されている．通常のpassive ATに加えて，speech-language therapistやspeech-language pathologistが対面で1週間に1回1時間の特別なATを数週間（8～10週間）の期間で集中的に実施するとともに，家庭内でも1日30分間のATを継続することで，聴取能は著明に改善し，QOLの向上でも有意差が確認されている[3)4)].

これらの成人に対するATにおいても，両耳聴の有用性が小児同様に確認されていて，両側人工内耳装用もしくは人工内耳装用と対側耳の補聴器装用でATの有効性が高いことが報告されている[5]. 2014年の成人人工内耳適応基準の改訂以降，国内でも成人の両側人工内耳装用者数は少しずつ増加している．また，2017年度の改訂で聴力レベルが70 dB以上90 dB未満（かつ補聴器装用下の最高語音明瞭度50％以下）と適応拡大されたことを受けて，対側耳に補聴器を装用する人工内耳装用者も増えている．これらの患者に対するactive ATの確立が国内でも求められる．

国土が広く，人工内耳医療が少数の人工内耳センターで実施されることの多い海外では，対面での聴覚リハビリテーションのみならず，on-line上で提供されるrehabilitation toolやtraining module，そして自宅で実施するcomputer-based auditory training programも十分に整備されている．それぞれの地域における対面でのATも準備されていて，難聴者はこれら様々なATに個人で，あるいはグループの一員として参加する．ATを継続するための動機を維持するために集団でのATが推奨されている．これらのon-line rehabilitationにもspeech-language pathologistやaudiologistが参画し，積極的にactive ATを実施している．聴覚障害者は，他者とのコミュニケーション障害から社会から孤立しがちで，孤独感からうつ病を発症し，また認知機能の低下を招くリスクも高い．海外では，難聴者の精神的なサポートを図るために，地域における対面での難聴者同士の定期的な会合やon-line forumが開催され，いわゆる各地域のhearing care professionalが小グループでの強固な難聴者ネットワークを構築して，常に支援体制を維持している．さらに，社会生活の中のあらゆる環境下で，BluetoothやWi-Fi, text-based communication support systemなど，様々な聴覚支援システムが整備されていて，これらの様々な聴覚リハビリテーション資材，聴覚支援システムは，もちろん人工内耳装用者に限定されたものではなく，補聴器装用者に対しても積極的に適応されている[7].

海外では，小児および成人人工内耳装用者に対して，ATの教材として音楽を用いる音楽リハビリテーション（music aural rehabilitation）も積極的に取り入れられている．対面での音楽教師によ

るAT, computer-based training programを用いたATが実施され，簡単なメロデイーや楽器の認知訓練から始まり，1週間に1回1時間の対面でのATを6か月間，さらに自宅でのcomputer-based training programを毎日30分間継続することで，細かな音調，リズム，そして音色の違いまで認知できるようになるとされる[8]．このような新しいactive ATの国内での導入にも，今後は積極的に取り組む必要がある．

人工内耳装用者に対する聴覚リハビリテーションの実際

1．術前リハビリテーション

人工内耳手術は，高度・重度難聴の治療としてすでに確立された普遍的医療に進化してきたとはいうものの，人工内耳に関する術前リハビリテーションを実施することが重要である．人工内耳手術の候補者および家族には，本手術を受けたいとの強い動機と周囲からのサポート体制が整っていることが必須であると同時に，術前の期待度によって，術後の満足度が大きく左右されることも事実である．人工内耳の有効性と安全性，副作用などに関して正しい知識をもち，それらを十分に理解したうえで手術に臨むことで，術後のリハビリテーションにも患者は前向きに取り組むことができる．人工内耳は極めて有益なコミュニケーションツールの一つであるが，一方で，聞こえを最適に保つためには適切な手術後のリハビリテーションならびに毎日の人工内耳ケアが不可欠であることも理解させる．

術前リハビリテーションでは，各種の聴覚検査について説明を行い，人工内耳装用者のリハビリテーション見学を実施する．候補者と家族からの問診は極めて重要で，いつからどのように聞こえにくくなったのか，補聴器を使っていたのか，人工内耳手術に対してどのような期待をもっているのかなど，詳細な聞き取りを行う．実際のカウンセリング内容としては，手術から術後リハビリテーションにおける一連の流れを説明，一般的な人工内耳での聞こえ方，問診から得られた情報を元にした候補者の人工内耳での聞こえ方の見通しについても説明を行う．

人工内耳を装用した際の一般的な聞こえ方としては，具体的に，最初は機械音が「ピッピッ，ガーガー」と聞こえるが，その後は徐々に生活環境音の認知や弁別が可能になり，個人差はあるが，時間とともに部分的に言葉が聞きとれるようになり，リハビリテーションが順調に進めば，静かな部屋の中や病院の検査室内では普通に会話できるようになることを説明する．ただし，人工内耳を装用した際の聴取能には個人差があること，健聴者と同じように100％言葉が聞き取れるようになるわけではないこと，対話者が早口であったり，語尾が不明瞭であると聞き取りは難しいこと，特に雑音下，騒音下などの厳しい環境では会話は著しく困難であることも説明する．

2．術後リハビリテーション

1）音入れ

退院して1〜2週間後にサウンドプロセッサーを装着して，mapping機器およびラウドネス表などを使用してプログラムを作成した後，人工内耳を介して周囲の音を入れる．この時に初めて患者は周囲の音や医療関係者や家族の声を聞くことになる．その後は，定期的なリハビリテーションと聴取能の評価を継続していく．一般的には，音入れ後は2週間後にもう一度，その後は概ね月1回の頻度でリハビリテーションを開始する．Mappingや聞こえが安定するにつれて，リハビリテーションの期間を延長していく．

聴取能の評価は，音入れ後3か月，半年，1年の区切りで実施する．評価内容・項目は施設により，成人例か小児例かによってもそれぞれ異なる．基本的には，音場検査における静寂下での67S，57S，CI2004などを用いた聴取能評価が実施されるが，最近では雑音下でのiCI2004やOLSA・HINTなどを用いた聴取能評価の重要性が認知されるようになった．音入れ後1年以降も，年1回の聴取能評価の実施が推奨される．

2）聴覚リハビリテーション

リハビリテーションを担当する言語聴覚士によって，リハビリテーション前に患者および家族を対象とするカウンセリングを実施して，人工内耳装用時の問題点，これまでのリハビリテーションの課題などを検討する．その後，mapping 調整を行い，さらに装用時のアドバイスやコミュニケーション・スキルのトレーニングを実施する．具体的には，相手の表情や仕草を観察すること，読話を生かすこと，会話の際の対話者との位置取り，対話者への聞き取りが困難なことの伝え方，声量調整の仕方，サウンドプロセッサーや電池，周辺機器の使い方などについての説明とアドバイスを行う．

成人人工内耳に対する聴覚リハビリテーションでは，聴取能に個人差はあるものの，mapping 後は半年～1年にかけて急速に改善が認められる．その後も，特に高齢者では数年かけて徐々に聴取能の改善が観察される．日常生活の中におけるコミュニケーションの相手を，聴覚リハビリテーションのプログラムの中でうまく活用することでより優れた聴取能の獲得が期待できる．

小児人工内耳に対する聴覚リハビリテーションでは，より長い時間をかけて，人工内耳を介して言語・認知能力を習得していく過程が求められる．すなわち，音の認知から始まり，音声や言葉の認知，言語の聞き取り，発話の産生，そして言語・認知能力の完成まで，できるだけ健聴児と同様の正常発達の過程の中で達成することを目指すことになる．

音入れ後の定期的なリハビリテーションの回数は，2週間～月1回程度の頻度で実施され，リハビリテーションの内容自体も，成人例と比較して，より濃密なものなる．リハビリテーションの評価項目としても，聴覚情報の処理能力，発話の産生能力，認知能力，注意力など，単なる聴取能評価に留まらず，患児の発達過程を総合的に評価することが求められる．具体的には，患児の言語能力を正しく評価し，その児に合った適切なレベルで話しかけを行い，子どもの傾聴態度を育てる．また，聞き取り能力の向上に応じて，より高いレベルの会話スキルを獲得できるように促して，年相応な話し方で話せるように発話の知的レベルを改善していく．あわせて，カウンセリングや質問票の実施を通して保護者や家族との密な情報交換を継続し，リハビリテーションへ常にフィードバックすることも極めて重要である．

まとめ

1）国内では，小児人工内耳装用者に対しては active AT が各施設で個別に実施されている．一方で，成人人工内耳装用者に対しては，多くの施設で人工内耳の mapping 調整と聴覚検査を主体とする passive AT に留まっているのが現状である．残念ながら，小児人工内耳装用者に対する active AT についても，国内で標準化された active AT は十分には確立されていない．成人人工内耳装用者に対する active AT の確立，小児人工内耳装用者に対する AV による active AT の標準化は，今後の最重要課題である．

2）人工内耳に対する聴覚リハビリテーションでは，医師，家族，言語聴覚士，そして療育担当者などがチーム医療として実施できる環境整備が十分には標準化されていない．医師，家族，言語聴覚士，療育施設，ことばの教室（支援学級），聴覚支援学校（ろう学校），さらには人工内耳メーカーが一体となって整備を進める必要がある．

3）国土が広く，人工内耳医療が少数の人工内耳センターで実施されることの多い海外では，対面での聴覚リハビリテーションのみならず，on-line 上で提供される rehabilitation tool や training module，そして自宅で実施する computer-based auditory training program も十分に整備されている．On-line rehabilitation，遠隔 mapping については，地域格差や新型コロナウイルス感染禍の影響で，国内でも北海道を中心にシステム構築が開始され，厚生労働省でも新たな聴覚リハビリテーションの確立に向けた臨床研究が実施されている．

参考文献

1) Percy-Smith L, Tønning TL, Josvassen JL, et al：Auditory verbal habilitation is associated with improved outcome for children with cochlear implant. Cochlear Implants Int, **19**(1)：38-45, 2018.
   Summary 聴覚トレーニング（auditory training：AT）は，能動的な聴覚トレーニング（active AT）と受動的な聴覚トレーニング（passive AT）に大別され，特に active AT を適用することで，言語聴取能の獲得，認知能力の向上，精神活動の充実や社会活動性の維持に関して，より良好な人工内耳の装用効果が確認される.

2) Schumann A, Hast A, Hoppe U：Speech performance and training effects in the cochlear implant elderly. Audiol Neurotol, **19**：45-48, 2014.

3) Droulin JR, Theodore RM：Leveraging interdisciplinary perspectives to optimize auditory training for cochlear implant users. Lang Linguist Compass, **14**(9)：1-18, 2020.

4) Moberly AC, Vasil K, Baxter J, et al：Comprehensive auditory rehabilitation in adults receiving cochlear implants：A pilot study. Laryngoscope Investigative Otolaryngol, **5**(5)：911-918, 2020.

5) Ciorba A, Guidi MP, Skarżyński PH, et al：Rehabilitation of severe to profound sensorineural hearing loss in adults：Audiological outcomes. Ear Nose Throat J：1-5, 2019. Epub 2019 Dec 15.

6) 山岨達也：乳幼児難聴の聴覚医学的問題「治療における問題点」. Audiol Jpn, **54**：649-664, 2011.

7) Turton L, Souza P, Thibodeau L, et al：Guidelines for best practice in the audiological management of adults with severe and profound hearing loss. Semin Hear, **41**(3)：141-246, 2020.

8) Besouw RM, Oliver BR, Hodkinson SM, et al：Participatory design of a musical aural rehabilitation programme. Cochlear Implants Int, **16**(S3)：S39-S53, 2015.

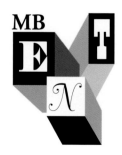

◆特集・リハビリテーションを活かそう—耳鼻咽喉科頭頸部外科領域—

小児の聴覚障害に対するリハビリテーション

高野賢一*

Abstract 小児に対する聴覚(リ)ハビリテーションでは，難聴を早期に発見し，そのうえで適切な補聴を行い，早期療育を開始することで，コミュニケーションの基礎を形成し，言語力を習得していくことが大きな目標となる．小児の場合，成長段階に合わせて(リ)ハビリテーションの内容や目標も変わってくる．新生児・乳児期では，補聴器の装用環境整備や家庭での補聴器の装用練習を進め，児にかかわる医療・療育・教育の各機関で情報共有していく必要がある．幼児期は言語表出が爆発的に伸びる時期であり，できるだけ語彙を伸ばし学習言語につなげていくようにする．学童期になると，本人が障害を理解，受容しつつ，聞こえの状態や聞こえないときの対処法などを身につけていくことになる．本人や家族が相談できる環境を作ることも大切である．

Key words リハビリテーション(rehabilitation)，ハビリテーション(habilitation)，難聴(hearing loss)，人工内耳(cochlear implant)，補聴器(hearing aids)

はじめに

新生児聴覚スクリーニング(newborn hearing screening：NHS)の普及に伴い，より早期に難聴の診断が可能となっている．早期から聴覚補聴が開始され，人工内耳手術も低年齢化の傾向が進んでおり，小児の聴覚障害に対するリハビリテーションの重要性も増している．小児の聴覚障害のリハビリテーションにおいては，NHSにて難聴を早期に発見して難聴の有無を確定し，適切な補聴を行って早期療育を開始することで，コミュニケーションの基礎を形成して，言語力を習得することが大きな目標となってくる．また，小児の聴覚障害に携わる医療・療育・教育の各機関は，子どもの聞こえの状況や発達全般に関して理解共有していくことが求められ，補聴機器調整や聴覚器官の状態把握，管理を行い，療育や教育との役割分担をしながら，きめ細やかなフォローアップを行うことができるように，多職種での連携が重要であることは言うまでもない．小児の聴覚リハビリテーションは，成長と発達段階に応じて，それぞれの時期で求められることや目標が異なってくる(図1)[1]．乳児期では，身体発達や運動機能など総合的な発達を意識しつつ，音に対する反応や親子のかかわりと子どもの認知や発声を確認し，コミュニケーション手段の習得を促すための指導を行っていく．幼児期では，身振り・手話，音声を使用した会話へとつなげていく．学童期では，より複雑な会話を理解してコミュニケーションを行う力，語彙・統語・談話・語用を身につけて学習言語へつなげていく時期となる．本稿ではそれぞれの時期に見合った発達や言語力，コミュニケーション力の習得や指導について概説する．なお，便宜上ハビリテーションもリハビリテーションとして表記している．

---

* Takano Kenichi，〒060-8556 北海道札幌市中央区南1条西17丁目　札幌医科大学耳鼻咽喉科・頭頸部外科学講座，教授

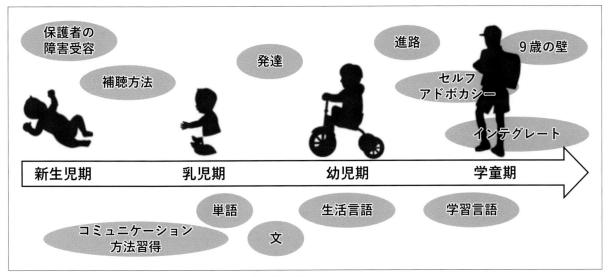

図 1. 小児の聴覚障害リハビリテーション
すべての局面で，その子の聴力・発達・コミュニケーション手段に合わせて継続し，
キーパーソン（保護者）へのサポート，情報提供・共有が重要となる．

小児の聴覚障害に対するリハビリテーション

1. 新生児期におけるリハビリテーション

本邦においても NHS の普及により，より早期に難聴が発見されるようになった．NHS 後には，指定された精密聴力検査機関または二次聴力検査機関において ABR（聴性脳幹反応）・ASSR（聴性定常反応）・DPOAE（歪成分耳音響放射）・BOA（聴性行動反応聴力検査）などの諸検査を行うことで，早期に診断され，補聴器装用や療育の介入がより早期に開始可能となっている．いわゆる 1-3-6 ルールに則ることが多いと思われるが，最近では 1-2-3 ルールなど，より早くなる傾向がある[2]．

一方で，NHS 未受診例や進行性難聴においては，新生児期以降（定期検診など）に発見されるケースもある．未受検率は全国的に低下傾向ではあるものの，実際に当科を人工内耳手術目的で受診した先天性難聴児の保護者を対象とした調査[3]では約 2 割が未受検であり，さらなる啓発などが求められる．

精密聴力検査機関で難聴であることが確定した際，医師や言語聴覚士は家族に難聴や補聴について丁寧に説明して，必要かつ正しい情報を提供することが必要である．先天性難聴児の両親のおよそ 9 割は健聴であり，難聴の家族歴のない家庭も少なくないため，障害受容には時間を有することが少なくない．たとえ難聴について理解を示していても，子どもの成長や発達に従い進学や就職など，それぞれの時期に様々な障壁にぶつかることが多い．したがって，難聴の子どもたちの様々な成長局面で，繰り返し家族には必要な情報提供にとどまらず，理解を促すために寄り添い，医療者や療育・教育者・同じ障害をもつ保護者などの支援が重要となってくる．

2. 乳幼児期におけるリハビリテーション

乳児期においては，補聴器や人工内耳など補聴機器の装用環境の整備や家族に対して補聴の重要性の理解を促すようにして，家庭での補聴機器の装用練習に取り組んでもらうことが求められる．補聴効果が乏しい場合や聴力レベルによっては，補聴器から人工内耳装用も検討する必要があり，あわせて家族への情報提供と理解促進を図っていく．近年，インターネットや SNS の普及により，保護者自ら情報を簡便に収集することが可能となっているが，医学的に正確な理解が得られるよう，医療者からの適切な情報提供が欠かせない．

それぞれの家族によって，将来の不安や難聴に対する理解の程度も異なるため，難聴の状態や補聴の必要性など，医師や言語聴覚士が丁寧に説明していくことが求められる．家族の疑問点，不安

点などに対して確認できる耳鼻咽喉科医や言語聴覚士，聾学校や療育の先生の存在と連携が重要となってくる．

幼児期になると，言語表出が爆発的に伸びる．聞こえや発達段階，コミュニケーション手段（聴覚音声法，聴覚・口話法，トータルコミュニケーション，手話法など）の選択はそれぞれであるが，一般的には音声や身振り，ジェスチャーも交えて語彙を伸ばしていく．

また，コミュニケーション手段は子どもそれぞれによって異なることを医療者も認識することが大切であり，教育・療育機関と連携を取りながらリハビリテーションを続け，就学前には学習言語につなげられるよう，リハビリテーションに読み書きも導入していくのがよい．

3．学童期におけるリハビリテーション

学童期になると，より複雑な会話を理解してコミュニケーションを図る力，語彙・統語・談話・語用を身につけて，学習言語習得へとつなげていくことになる．言語力，コミュニケーション力の検査のみならず，学校での様子を確認しながら指導していくことが望まれる．通常の学級に在籍している場合は，周囲に難聴児がいないことが多く，学年が上がるにつれて自らの障害について考え，悩む時期でもある．障害を理解し受容しながら，聞こえの状態や聞こえないときの対処方法などを身につけていく時期でもある（セルフアドボカシースキル）．難聴児同士の交流や先輩難聴者の体験談などを通じて，本人や家族が将来のこと，学校のことなど相談できる環境を作っていくことも重要である．筆者らは，教育現場における新たな支援システムとして，「難聴児バディ・システム」[4]を提唱しており，教育関係者のみならず，耳鼻咽喉科医や言語聴覚士にも参考になる内容となっており，是非ご一読いただきたい．

学童期では，それぞれの聴力レベルや環境，発達に合わせて選択し使用している補聴機器の種類が概ね安定してくる時期となる．当科で行った全国の聾学校に通う聴覚障害をもつ小中学生 280 人

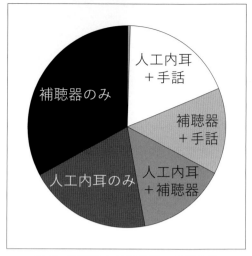

図 2． 難聴児が日常生活で使用する
コミュニケーション手段

を対象に行った調査（図 2）では，約半数が人工内耳を装用しており，人工内耳のみが 20％，人工内耳と補聴器の bimodal が 14％，人工内耳と手話併用が 18％であった．補聴器のみは約 1/3，補聴器と手話併用が 14％であった．聴覚障害をもつ子どもたちそれぞれのコミュニケーションモダリティを理解しておくことも肝要であり，モダリティに適したリハビリテーションが求められる．

学童期のリハビリテーションのポイントとしては，補聴器店でのクリーニングやチェック，人工内耳関連機器の不具合の有無をはじめ，定期的な調整と確認を行い，不具合のない状態での使用を心がけることや，聴覚情報補償設備としてデジタルワイヤレス補聴援助システム（ロジャーなど）を必要に応じて試聴や申請を促し，授業や習い事などの場面で積極的に活用することが大切である．

4．遠隔聴覚リハビリテーション

近年の情報通信機器や通信技術の進歩に加え，新型コロナウイルス感染症の拡大に至り，新たな医療インフラとしての遠隔医療が注目されており[5]，耳鼻咽喉科領域でも世界的に普及が進みつつあり，特にリハビリテーション領域では耳科領域と喉頭領域が多数を占めている[6]．聴覚障害児に対するリハビリテーションの重要性や需要が増す一方で，聴覚領域を専門とする言語聴覚士や専門医療機関の不足や偏在といった問題を解決するため，筆者らは遠隔医療による言語訓練や人工内

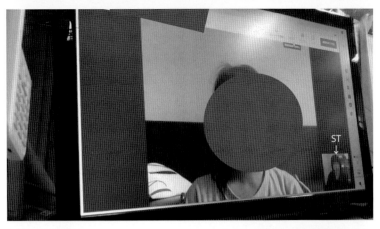

図 3.
遠隔リハビリテーション（言語訓練）
大学と人工内耳装用児（9歳）の自宅を結んでの遠隔リハビリテーションの様子．発音訓練や構音・構文，助詞の使い方などの指導をしている．

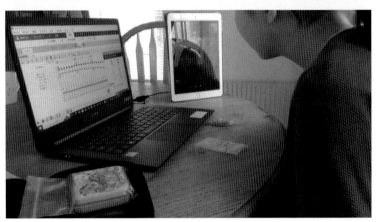

図 4.
遠隔リハビリテーション（マッピング）
大学と人工内耳装用児（11歳）の自宅を結んでの遠隔リハビリテーションの様子．右のタブレット端末にて，大学病院の言語聴覚士とコミュニケーションをとっている．左のマッピング用端末と装用児の人工内耳がBluetooth接続され，大学サイトから遠隔でマッピングを行っている．

耳装用児のリハビリテーションを 2018 年より実施している[7]．上市されているオンライン診療システムを基盤として，遠隔言語訓練（図 3）や，フィッティングソフトウェアを遠隔操作しての遠隔マッピングを行っている（図 4）．もちろんリハビリテーションのすべてを遠隔医療で対応することは，特に小児の場合は難しく，実際には遠隔に拘り過ぎずに対面式とうまく組み合わせることで，効果的かつ継続的なリハビリテーションを進めていくことが望ましい．遠隔医療に関するエビデンスの蓄積，法整備，診療報酬面での改善などを進め，小児難聴における遠隔リハビリテーションの拡充が望まれるところである．

おわりに

WHO による「Integrated People—Centered Ear and Hearing Care（IPC-EHC）」[8] において，7つの聴覚ケアに関する項目が示されている．この中に「リハビリテーション」が含まれており，難聴児への多職種，家族中心の聴覚・言語リハビリテーションの重要性が謳われている．本邦においても，NHS の普及に始まり，難聴の早期発見と早期介入が一定程度達成され，小児人工内適応基準なども整備されてきている．一方で，聴覚リハビリテーションを担うべき医師，言語聴覚士，療育担当者，家族がチームとなって携わる環境整備は十分とはいえない．人的経済的制約もある中，我々耳鼻咽喉科医が中心となって，増える需要に応えていく必要がある．

文 献

1) 高野賢一：耳鼻咽喉科頭頸部外科診療の新機軸 聴覚リハビリテーション．日耳鼻会報，**126**：1205-1210, 2023.
2) The Joint Committee on Infant Hearing：Year 2019 Position Statement：Principles and Guidelines for Early Hearing Detection and Intervention Programs. J Earl Hear Detect Interv, **4**(2)：1-44, 2019.

3) 實川純人, 佐藤 楓, 木村綾美ほか：先天性難聴児に対する人工内耳手術までの経過とアンケート結果からみる北海道における地域差について. Audiol Jpn, **67**：54-60, 2024.

4) 国立研究開発法人日本医療研究開発機構（AMED）「聴覚障害児のバディ・システムについての研究」班：難聴児バディ・システム　ハンドブック. https://www.jibika.or.jp/uploads/files/nanchoji_handbook.pdf
Summary 難聴をもつ子どもたちにとって, 周囲の理解, 支援は欠かせないが, 一方でその子の聞こえにくさを理解し環境調整を進めることは容易ではない. 本書は難聴をもつ子どもたちに対して, 特に通常学校・通常級において, バディ・システムを軸にどのような支援を行うのがよいかヒントとなる内容となっている.

5) 高野賢一：遠隔医療の実際　耳科領域. MB ENT, **279**：31-35, 2023.

6) Yang A, Kim D, Hwang PH, et al：Telemedicine and Telementoring in Rhinology, Otology, and Laryngology：A Scoping Review. OTO Open, **6**：2473974X211072791, 2022.

7) Takano K, Kaizaki A, Kimura A, et al：Telefitting of Nucleus Cochlear Implants：A Feasibility Study. Am J Audiol, **30**：16-21, 2021.

8) WHO：Integrated people-centred ear and hearing care：policy brief. https://www.who.int/publications/i/item/9789240021594

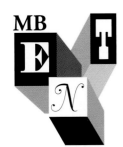

◆特集・リハビリテーションを活かそう―耳鼻咽喉科頭頸部外科領域―
耳鳴のリハビリテーション

高橋真理子*

Abstract 耳鳴のリハビリテーションの目的は，耳鳴を消失させることではなく，耳鳴により日常生活や社会生活に支障が生じていることを改善し，再び環境に適した状態になることから，煩わしく感じるすべての耳鳴がリハビリテーションの対象となる．耳鳴のリハビリテーションは，詳細な問診，耳鳴の評価，聴力検査を行い，その情報を参考に，教育的カウンセリングと音響療法(環境音楽，サウンドジェネレーター，補聴器，複合補聴器)を行っていくことが中心となる．教育的カウンセリングでは，患者に耳鳴を正しく理解してもらうことが重要であり，疑問や不安に対応していき，音響療法では，自覚的難聴と耳鳴の苦痛度から音響療法の選択を行うとよい．

Key words 耳鳴(tinnitus)，教育的カウンセリング(educational counseling)，音響療法(sound therapy)，補聴器(hearing aid)，サウンドジェネレーター(sound generator)

耳鳴について

耳鳴とは，明らかな体外音源がないにもかかわらず感じる異常な音感覚である．耳鳴の有症率は人口の10～15％であるが，臨床的に問題となる耳鳴はその約20％，すなわち人口の約2～3％の耳鳴患者が苦痛の強い耳鳴を抱えていることとなる[1]．また，耳鳴は70歳頃まで年齢とともに増加する傾向がみられ，難聴を伴うことが多いが，聴力正常でも耳鳴が出現することがある．そして，耳鳴が苦痛である場合48～60％が抑うつ状態という報告があり，抑うつ不安の程度と耳鳴の苦痛は相関している．

耳鳴の分類は，耳鳴発症の時期から「急性耳鳴」と「慢性耳鳴」に分けられるが，本邦で2019年に発刊された耳鳴診療ガイドラインでは3か月以上持続したものを慢性耳鳴と定義している．一方，耳鳴の性状による分類では，以前は「自覚的耳鳴」と「他覚的耳鳴」に大別することが多かったが，耳鳴の研究を主な目的とした国際的な非営利団体であるTinnitus Research Initiative(TRI)により発表されたTRI flowchart for patient managementでは「拍動性耳鳴」と「非拍動性耳鳴」に分類されており，耳鳴診療ガイドラインでは，拍動性耳鳴(約70％が他覚的耳鳴：体内音源，第三者が聴取可)，非拍動性耳鳴(他覚的耳鳴の一部：ミオクローヌス，顎関節症)，自覚的耳鳴(患者本人のみが聴取可)の3つに分類している[1]．

耳鳴の発生は，末梢説と中枢説があるが，近年は，蝸牛や蝸牛障害により求心性信号が低下すると中枢聴覚路の抑制系の活動が低下し，過剰興奮が生じることにより耳鳴の発生に関与する中枢説が主流と考えられている．そして，何らかの原因による耳鳴を感じても，多くの場合，中枢性順応が生じ，耳鳴を認知しないようになる．しかし，この過程で不安や焦燥，緊張などのネガティブな情動反応が生じると耳鳴を持続的に認知するようになる．この経路には様々な自律神経反応も関与し，悪循環の形成を促進することとなる[1]．

---

* Takahashi Mariko, 〒465-8650 愛知県名古屋市名東区勢子坊2-1501 名古屋市立大学医学部附属みらい光生病院耳鼻咽喉科，教授

耳鳴のリハビリテーションとは

リハビリテーションとはラテン語で，re（再び）＋habilis（適した）が語源であり，再び環境に適した状態になることである．また，日本リハビリテーション医学会では，リハビリテーション医学を「活動を育む医学」と定義し，その活動を最良にすることがリハビリテーション治療であるとしている．耳鳴のリハビリテーションの目的は，耳鳴を消失させることではなく，耳鳴により日常生活や社会生活に支障が生じていることを改善し，再び環境に適した状態になることであるため，煩わしく感じるすべての耳鳴がリハビリテーションの対象となりうる．

日本耳鼻咽喉科頭頸部外科学会の耳鼻咽喉科リハビリテーションワーキンググループは，2021年日耳鼻専門医基幹施設（102施設）および旧専門医制度の許可研修施設（600施設）を対象に「耳鼻咽喉科頭頸部外科領域のリハビリテーション」に関するアンケート調査を実施し，聴覚リハビリテーションについて回答があった249施設中，耳鳴外来で耳鳴のリハビリテーションを実施している施設の割合は11%であり，リハビリテーションとして補聴器やサウンドジェネレーター（音源治療器，sound generator：SG）を用いた耳鳴順応療法（tinnitus retraining therapy：TRT）や認知行動療法（cognitive behavioral therapy：CBT）が実施されているという結果を報告している[2]．そして，耳鳴のリハビリテーションの担当者は医師であるという回答が72.5%ともっとも多く，耳鳴のリハビリテーションは，補聴器リハビリテーションや人工内耳リハビリテーションと異なり，医師が中心となって行うリハビリテーションである．耳鳴のリハビリテーションは，まだほとんど実施されておらず，リハビリテーションの手法も確立された報告はないが，耳鳴の教育的カウンセリングと音響療法がその中心となる．

耳鳴のリハビリテーションの実際

耳鳴のリハビリテーションは，まず，詳細な問診，耳鳴の評価，聴力検査を行い，その情報を参考に，教育的カウンセリング，音響療法を行っていく．そして，行われている施設はまだ少ないが，耳鳴に対するCBTも有効である．

1．耳鳴の評価

耳鳴のリハビリテーションを行うために，耳鳴の状態を正しく評価する必要がある．

耳鳴診療ガイドラインでは，自覚的表現による耳鳴検査としてtinnitus handicap inventory（THI）[3]などの耳鳴質問票と客観的耳鳴検査として標準純音聴力検査，ピッチ・マッチ検査，ラウドネス・バランス検査を行うことが推奨されている（推奨度1B）[1]．これらにより，難聴の有無，耳鳴の重症度分類が可能となる．また，耳鳴の苦痛に影響を与える抑うつ・不安の評価には，両者を同時に評価できるHospital Anxiety and Depression Scale（HADS）[4]は質問項目が14問と使用しやすい．

2．教育的カウンセリング

耳鳴に対する教育的あるいは説明的なカウンセリングは，耳鳴診療ガイドラインでも行うことを推奨しており（推奨度1B）[1]，Xiangらは教育的カウンセリングの効果に対するmeta-analysisを行い，教育的カウンセリングだけでも耳鳴や耳鳴に関連する問題を改善するのに役立ち，他の心理療法や併用療法と同じ効果があると報告している[5]．

教育的カウンセリングでは，患者に耳鳴を正しく理解してもらうことが重要である．具体的には，1）耳鳴を理解してもらうための説明（① 耳鳴の疫学，② 聞こえのしくみ，③ 耳鳴発生のメカニズム，④ 耳鳴増悪のメカニズム），2）耳鳴の不安をとるための説明（耳鳴に対する誤った情報や認識を修正），3）耳鳴治療のための説明（避けるべき説明，耳鳴治療の目標，治療方法）などを行うことになる．ただし，これらの説明はすべて必要ではなく，耳鳴の重症度，患者の疑問に応じて，必要

表1. 耳鳴治療機器の選択の指標

		耳鳴苦痛度（THI）	
		軽症～中等症	重症
自覚的難聴	なし	環境音楽／補聴器*	サウンドジェネレーター／補聴器*・複合補聴器*
	あり	補聴器	補聴器／複合補聴器

＊聴力検査で軽度以上の難聴が認められる場合

な項目を説明するとよい．軽症な耳鳴の場合，教育的カウンセリングのみで治療終了することも多い．

3．音響療法

音響療法は，環境音楽，SG，補聴器が用いられるが，耳鳴の重症度と自覚的難聴の有無，聴力検査により患者と相談しながら選択していくことがよく，選択となる指標を表1に示す．ここで注意すべきことは，自覚的難聴はないと患者が申告しても，聴力検査にて閾値上昇を認める例がある．そのような場合は，医師から助言したり，試聴をすすめてみるとよい．

音響療法の効果は，部分マスキング，耳鳴とのコントラストを少なくすることによる順応，ストレスや緊張を和らげる効果，音によるリラックス効果，耳鳴に関連する大脳皮質の再構築と活性化に対する効果である．

1）環境音楽

自覚的難聴がなく耳鳴苦痛度が軽～中等症な例が主な対象となる．夜間寝る時などの静かな環境で耳鳴が気になる場合，静寂を避けるために環境音楽を用いて周囲の音が豊富になるような環境で，特に夜間の音響療法では音に包まれるような環境が望ましく，用いる環境音楽は，川のせせらぎや滝の音や広帯域ノイズなどが推奨されている[6]．この際，耳鳴を遮蔽しないように注意する．

2）サウンドジェネレーター（SG）

自覚的難聴がなく耳鳴苦痛度が重症な例，環境音楽による効果不十分な例が対象となる．SGに搭載されているホワイトノイズ，ピンクノイズなどから選択し，装用時間は1日6時間以上，耳鳴の順応を促進するために耳鳴より少し小さな音量とするように指導する．ParkらはSGによるTRTの効果について，開始6か月後の効果判定で耳鳴苦痛度の有意な改善とともに，聴覚過敏を伴う耳鳴にも有効であったことを報告している[7]．

自験例において，2019年2月～2023年6月の間で耳鳴の音響療法にSGを希望して試聴した例は23例あった．その患者背景は，平均年齢52歳，

精神疾患既往例が約半数あり，患側・健側ともに聴力正常，平均THIは63.6点，自覚的難聴は感じておらず，抑うつ不安が大きいという結果であった．このような例は，まずSGを試聴し，SGがあわない，SGで聞き取りにくい，耳鳴ラウドネスが大きい例は，続いて補聴器試聴を検討するとよいと思われる．

3）補聴器

補聴器は難聴がある耳鳴に有効であり，耳鳴診療ガイドラインでは難聴がある耳鳴に補聴器が推奨されている（1A）[1]．アメリカの耳鳴ガイドラインでは，難聴を伴う耳鳴に補聴器が有益であるのなら，軽度難聴でも高度な一側性難聴であってもよいとしている[8]．実際に，耳鳴に対する補聴器による音響療法の適応は，補聴器の適応とみなされる平均聴力40 dB以上に限らず，耳鳴が苦痛であることに加え，自覚的難聴もしくは補聴器が対応できる周波数（250～4000 Hz）に軽度以上の難聴を認めることである[1]．それは，高音域のみ閾値上昇がみられる例なども適応となりうる．したがって，自覚的難聴がない場合においても，聴力閾値上昇がみられ，耳鳴に補聴器が有益と考えられる場合，積極的に補聴器試聴をすすめるとよい．

耳鳴に対する補聴器の効果は，耳鳴は難聴による聴覚路での音響信号の過度の増幅が一因と考えられているため，補聴器から音を入力することにより中枢の過活動を制御する効果と，補聴器を通して背景雑音が入ることによる部分マスキング効果，コミュニケーション改善による効果などがある[1]．

耳鳴に対する補聴器の調整は，難聴に対する調整を基本としており，必ずしも高性能の機種を必要とするわけではない．補聴器のハウリング抑制機能は必要とするが，雑音抑制機能は環境雑音も

抑制して静かな環境となってしまうため耳鳴が苦痛である場合はオフまたは弱とする．指向性機能も同様に基本的にオフとし，耳鳴に対する苦痛が改善し聞き取りを重視するようになったら変更するとよい[9]．

また，近年耳鳴治療を目的とした複合補聴器（耳鳴治療器付き補聴器）も各補聴器メーカーより販売されている．複合補聴器では，補聴器機能のみ，補聴器機能＋耳鳴治療器，耳鳴治療器のみをプログラム設定することが可能である．搭載されている耳鳴治療器のサウンドは，ノイズ（ホワイトノイズ，スピーチノイズ，ピンクノイズ，低域強調ノイズ，高域強調ノイズ）の他，各社独自の音楽機能を搭載している機種もある．2018年のCochrane reviewでは，音響療法に用いるデバイスについて，SG，補聴器，複合補聴器の3種を比較した報告はないが，それぞれのデバイスの優劣はつけられないとしている[10]．通常は，補聴器単独で十分な効果を得ることができる．複合補聴器が効果的な例は，耳鳴重症度が高い例，補聴器機能のみでは効果が不十分な例，抑うつ不安が強い例，SGのノイズになじめない例などが挙げられる[9]が，選択に迷う場合は，装用環境や自覚的難聴などを考慮しながら試聴を行うことや，複合補聴器で各種プログラムを設定してデータログを参考に判断するとよい．

4．認知行動療法（CBT）

CBTは，認知を変容させることによって行動や感情，身体反応に与える影響を軽減し，症状を改善することを目標としている精神療法であり，耳鳴に対しては，耳鳴に対する不適切な認知，感情，行動の反応を変化させることであり，音そのものを消し去るものではない．耳鳴に対するCBTは，エビデンスも証明されており，耳鳴ガイドラインでも推奨（1A）されている[1]が，本邦では耳鳴に対してプログラム化された本格的なCBTはほとんど行われていないのが現状である．

一方，CBTには，強弱様々なセラピーがあり，その形式は大きく分けてセルフヘルプ，アシスト付きセルフヘルプ，CBT的アプローチ，集団CBT，個人CBTがあり，患者の症状や状態にあった形式で行われる[11]．この中で，耳鼻咽喉科医が行うことができるCBTは，患者自身が本やパソコンを使ってセルフヘルプCBTを取り組む際にアドバイスを行うアシスト付きセルフヘルプと，医療機関で耳鳴や治療について説明するCBT的アプローチである．すなわち，教育的カウンセリングや耳鳴の情報提供，誤った認知に対して正しい医学的知識を説明し不安をとりながら対応していくことが耳鳴のCBTとなりうる[12]．また森は，教育的カウンセリングと音響療法に加えて，注意を耳鳴から外すマインドフルネス瞑想訓練を，耳鼻咽喉科医が行うことができるCBTとして紹介している．これは，自己の自然な呼吸に注意を向けて観察する方法であり外来で簡便に指導することができると述べている[13]．

耳鳴に対するCBTの必要性が認識されてきており，今後の開発が期待される．

耳鳴のリハビリテーション症例

耳鳴のリハビリテーションを行った症例から，重症例と軽症例を提示する．

症例1：耳鳴重症例（50代，男性）

【主　訴】　両耳鳴

【現病歴】　約25年前より両耳鳴あるが，2年前より左耳鳴が増大し，前医で薬物治療行われるも改善がみられないため，紹介受診となった．

【聴覚検査】　標準純音聴力検査：平均聴力（4分法）　右17.5 dB，左21.3 dB（図1）

ピッチ・マッチ検査：右4000 Hz，左6000 Hz

ラウドネス・バランス検査：右55 dB，左55 dB

語音聴力検査：最高語音明瞭度　右100%（60 dB），左100%（70 dB）

【質問紙】　THI　94点

HADS　15点（抑うつ8点，不安7点）

HHIA（Hearing Handicap Inventory for Adult）　0点

【治療経過】　初診時に，耳鳴のリハビリテー

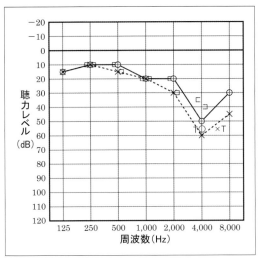

図 1. 症例 1：オージグラム

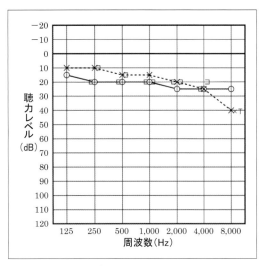

図 2. 症例 2：オージグラム

ションとして，まず，耳鳴の教育的カウンセリングを施行した．教育的カウンセリングでは，THI 94 点と重症耳鳴であり，前項に記載している 1) 耳鳴を理解してもらうための説明，2) 耳鳴の不安をとるための説明，3) 耳鳴治療のための説明（治療目標や音響療法の考え方，音響療法の方法）などを行い，耳鳴に関する疑問や不安についても説明を行った．また，頭蓋内病変の不安が強かったため，頭部 MRI 検査も予定した．

再診時，頭部 MRI 検査では異常所見がみられなかったことを説明したところ，安心された．初診時に説明した音響療法について，高音障害型感音難聴があるものの自覚的難聴がないことから，SG を選択したため，設定後貸し出しを行った．HADS では抑うつ 8 点，不安 7 点であったが，不眠，不安の訴え，1 年間で 10 kg の体重減少があったため，抑うつ状態の疑いにて精神科受診をすすめたところ，同意されたため受診した．精神科では，パニック障害の診断であり，薬物療法が開始されたが，抗精神病薬が合わなかったということで，自己中断された．SG を開始したことにより，耳鳴が楽になったという自覚とともに，THI 72 点と改善みられるもまだ高値であるため，再度補聴器による音響療法をすすめたところ同意されたため，補聴器装用を開始した．補聴器装用していると耳鳴が感じられず楽であると言われ，THI 54 点，6 か月後には THI 20 点，HADS 1 点（抑うつ 0 点，不安 1 点）に改善した．補聴器は両耳試聴としたが，耳鳴が大きい左耳のみ購入を希望された．現在も補聴器を 1 日 10 時間以上装用している．聴覚管理と耳鳴診察（耳鳴の状態を確認するとともに，疑問や不安に回答）のため，1 年に 1 回定期通院しているが，耳鳴による日常生活の支障はなく，増悪はみられていない．

症例 2：耳鳴軽症例（60 代，男性）

【主　訴】　左耳鳴

【現病歴】　3 年前より左耳鳴が出現した．近医を受診し，薬物療法を受けていた．聴力検査では両加齢性難聴であり，頭部 MRI 検査でも異常はみられなかった．しかし，耳鳴がまったく改善しないため紹介受診となった．

【聴覚検査】　標準純音聴力検査：平均聴力（4 分法）　右 21.3 dB，左 16.3 dB（図 2）

ピッチ・マッチ検査：8000 Hz

ラウドネス・バランス検査：40 dB

【質問紙】　THI　16 点

HADS　5 点（抑うつ 2 点，不安 3 点）

HHIA（Hearing Handicap Inventory for Adult）　0 点

【治療経過】　初診時の診察において，「治療を受けているが耳鳴は続いている」「電話の際，相手の声が小さいと耳鳴を意識する」「耳鳴がしているため頭の病気が心配」と耳鳴の心配を口にする一

方，「仕事中は耳鳴が気にならない」「耳鳴がしていても睡眠は問題なくとれる」ことや，THI は 16 点と no handicap であることから，日常生活や社会生活に支障を感じていないことが判明した．耳鳴の教育的カウンセリングの 1) 耳鳴を理解してもらうための説明，2) 耳鳴の不安をとるための説明，3) 耳鳴治療のための説明（治療目標や音響療法の考え方，音響療法の方法）などから，特に患者が疑問や不安に思っている点である「耳鳴の発生メカニズム」「頭蓋内病変ではないこと」「耳鳴治療の目標」を中心に説明した．さらに，耳鳴の音響療法には環境音楽を選択し，具体的な方法，用いる音源などとともに，特に静寂で耳鳴が気になるときに行うように指示した

1 か月後の再診時，「前回の診察で，耳鳴について理解でき，耳鳴は気にならなくなった」と話され，さらなる治療や通院も希望されず終診となった．

まとめ

耳鳴のリハビリテーションについて解説した．耳鳴のリハビリテーションは，教育的カウンセリングと音響療法が中心となるが，耳鳴の重症度，聴力，精神状態を考慮して患者に適した説明や音響療法を選択していくとよい．そして，耳鳴のリハビリテーションの目的は，耳鳴により日常生活や社会生活に支障が生じていることを改善し，再び環境に適した状態になることを念頭に置いて耳鳴治療を行うことが大切である．

参考文献

1) 一般社団法人日本聴覚医学会（編）：耳鳴診療ガイドライン 2019 年版．金原出版, 2019.
2) 耳鼻咽喉科リハビリテーション WG，土井勝美ほか：耳鼻咽喉科頭頸部外科領域のリハビリテーションの現状と課題―研修施設を対象とす

るアンケート調査の結果―．日耳鼻会報, **125**：330-338, 2022.
3) 大政遥香，神崎　晶，高橋真理子ほか：Tinnitus handicap inventory 耳鳴苦痛度質問票改訂版の信頼性と妥当性に関する検討．Audiol Jpn, **62**：607-614, 2019.
4) Zigmoid AS, Snaith RP：The hospital anxiety and depression scale. Acta Psychiatrica Scand, **67**：361-370, 1983.
5) Xiang T, Zhong J, Lu T, et al：Effect of educational counseling alone on people with tinnitus：Meta-analysis of randomized controlled trials. Patient Educ Couns, **103**：44-54, 2020.
6) 一般社団法人日本聴覚医学会（編）：患者さん向け耳鳴診療 Q & A．金原出版, 2021.
7) Park JM, Kim WJ, Ha JB, et al：Effect of sound generator on tinnitus and hyperacusis. Acta Otolaryngol, **138**：135-139, 2018.
   Summary SG を用いた TRT を行い，耳鳴患者，聴覚過敏を併存する患者に有効であった．
8) Tunkel DE, Bauer CA, Sun GH, et al：Clinical practice guideline：tinnitus. Otolaryngol Head Neck Surg, **151**：S1-S40, 2014. doi：10.1177/0194599814547475.
   Summary 米国耳鼻咽喉科・頭頸部外科学会（AAO-HNSF）により作成された耳鳴の臨床診療ガイドライン．
9) 高橋真理子：難聴・耳鳴の診断と対応〜対応について〜．日耳鼻会報, **124**(10)：1367-1373, 2021.
10) Sereda M, Xia J, Refaie A, et al：Sound therapy（Using amplification devices and/or sound generators）for tinnitus（review）. Cochrane Database Syst Rev, **12**(12)：CD013094, 2018. doi：10.1002/14651858.CD013094.pub2.
11) 清水英司：認知行動療法のすべてがわかる本．講談社, 2010.
12) 高橋真理子：耳鳴に対する認知行動療法〜エビデンスおよび本邦の現状と対応〜．Audiol Jpn, **63**：109-114, 2020.
13) 森　浩一：耳鳴に対する認知行動療法〜マインドフルネス瞑想を耳鳴診療に応用する〜．Audiol Jpn, **63**：115-121, 2020.

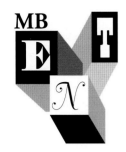

◆特集・リハビリテーションを活かそう―耳鼻咽喉科頭頸部外科領域―
前庭リハビリテーション

中井一之[*1]　岩﨑真一[*2]

Abstract　一側の末梢前庭障害に起因するめまい・平衡障害は，前庭代償により徐々に軽減されるが，前庭代償が不十分で，めまい・平衡障害が慢性的に持続する患者も少なくない．このような患者のめまい症状の軽減を目的に前庭リハビリテーションが行われる．

前庭リハビリテーションは，① 適応(adaptation)，② 慣れ(habituation)，③ 他の感覚での代行(substitution)，の3つを促進することによって，前庭機能の回復と前庭症状の軽減を図る．

具体的な方法としては，固視をしながら，頭を上下左右に動かす頭部運動訓練，立位で，頭部・体幹を前後左右に傾ける立位バランス訓練，めまいの起こる動作を繰り返し行うことで慣れを誘導する訓練，前庭障害を視覚や体性感覚で補わせる感覚代行を誘導する訓練で構成される．いずれも，負荷の軽いものから開始し，徐々にリハビリテーションの強度を上げていくよう配慮する必要がある．

Key words　前庭リハビリテーション(vestibular rehabilitation)，めまい(dizziness)，平衡障害(postural imbalance)，前庭代償(vestibular compensation)

　一側の末梢前庭が障害されると，めまいやふらつき，平衡障害などを生じるが，これらの症状は前庭代償により徐々に軽減される．しかしながら，前庭代償が不十分で，これらの症状が慢性的に持続する例も少なくない．このような前庭代償が不十分な患者を対象として，頭部や身体の動きによるめまい症状や日常生活動作(activity of daily life：ADL)の改善を目的に前庭リハビリテーションが行われる．

　前庭リハビリテーションは，1940年代にCawthorneとCookseyにより考案され，頭部と眼の運動，立位・歩行における頭部と身体の運動を組み合わせたものが前庭リハビリテーションとして提唱された[1]．

　本邦では，Cawthorne-Cooksey法[1]を独自に改変した前庭リハビリテーションがそれぞれの施設で行われていたが，それらの標準化を目的として，2021年に日本めまい平衡医学会の平衡訓練/前庭リハビリテーションの基準[2]の改訂がなされ，2024年には日本めまい平衡医学会より前庭リハビリテーションガイドラインの出版がなされた[3]．

　本稿では，前庭リハビリテーションのメカニズムと方法について概説するとともに，筆者の施設で行っている理学療法士による前庭リハビリテーションの実例につき紹介する．

前庭リハビリテーションの対象

　前庭神経炎，めまいを伴う突発性難聴，ハント症候群などによる一側の末梢前庭障害が前庭リハビリテーションのよい適応となる．メニエール病も一側の末梢前庭障害であるが，めまい発作を軽

[*1] Nakai Kazuyuki，〒462-8508　愛知県名古屋市北区平手町1-1-1　名古屋市立大学医学部附属西部医療センター耳鼻咽喉科，助教
[*2] Iwasaki Shinichi，名古屋市立大学大学院医学研究科耳鼻咽喉・頭頸部外科学，教授

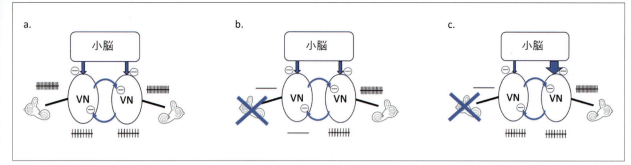

図 1. 前庭代償のメカニズム
a：正常の状態．左右の前庭神経および前庭神経核(VN)の活動は左右対称である．
b：一側の末梢前庭が障害されると，左右の前庭神経核ニューロンの活動性に不均衡が生じる．
c：前庭代償．前庭交連線維および前庭小脳から前庭神経核への抑制機能が変化し，亢進した健側の前庭神経核の活動を抑制し，障害側の前庭神経核の活動抑制を弱めることによって，左右の前庭神経核の活動性の均衡が回復する．

減する効果は期待できない．めまい発作の間欠期における体動時のふらつきについては，前庭リハビリテーションによる症状の軽減が期待できる[4]．良性発作性頭位めまい症(benign paroxysmal positional vertigo：BPPV)については，責任半規管に応じた耳石置換法(後半規管型に対するEpley 法，外側半規管型に対する Lempert 法，Gufoni 法など)が有効とされている[5]．BPPV に対する耳石置換法も広義の前庭リハビリテーションに含まれるが，本稿では取り扱わない．詳しくは成書を参照されたい[5]．

前庭リハビリテーションのメカニズム

前庭神経炎などの一側の急性前庭障害では，激しい回転性めまいとともに健側向きの水平性眼振，著しい体平衡障害などを生じるが，これらの症状は，前庭機能が回復しなくても時間とともに徐々に消失する．このような一側前庭障害に起因するめまい・平衡障害の自然回復は，前庭代償と呼ばれ，中枢前庭系の神経可塑性に基づく[6]．

脳幹に存在する前庭神経核ニューロンは，健常な状態では，左右同等の自発発火を行っている(図1-a)が，一側の末梢前庭が障害されると，障害側の前庭神経核の発火は著明に低下する．この左右の前庭神経核ニューロンの活動性の不均衡により，眼振，平衡障害などの症状を生じる(図1-b)．

前庭代償の初期には，左右の前庭神経核間の交連線維と小脳からの前庭神経核への抑制入力により，左右の前庭神経核ニューロンの発火の不均衡が是正される(図1-c)．前庭代償の後期には，低下していた前庭神経核ニューロンの自発発火が，ニューロンの細胞膜特性の変化によって回復することで前庭代償が完成する．

前庭代償による平衡機能の回復が不十分な場合，特に体動時のふらつきが長期にわたって残存する．これを前庭代償不全という．

前庭リハビリテーションは，頭部と眼の運動による前庭動眼反射の利得の増加を図る訓練と，臥位や座位，立位での前庭脊髄反射を強化する訓練によって構成され，① 適応(adaptation)，② 慣れ(habituation)，③ 前庭以外の感覚での代行(substitution)，の 3 つを促進することによって，前庭代償不全患者の前庭機能の回復とめまい症状の軽減を図るものである[4]．

① **適応(adaptation)**：前庭障害による前庭動眼反射の機能低下に対して，頭部や眼球を動かすことで網膜上での像のズレ(retinal slip)を生じさせることによって，中枢神経系で頭部や目の動きに対する適応を誘導し，前庭系の働きを促進させる．

② **慣れ(habituation)**：めまいの起こる動作を繰り返し行うことによって，めまいに対する慣れを生じさせ，めまい症状を軽減させる．

③ **代行(substitution)**：前庭障害後に起こるめまいやふらつきを，視覚や体性感覚など，前庭感覚以外の感覚で補わせるように誘導し，めまい症状を軽減させる．

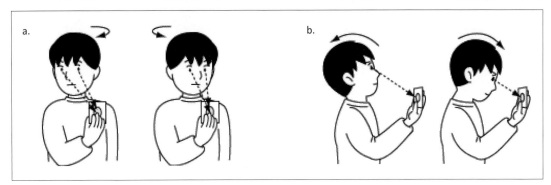

図 2. 頭部運動訓練
片手に文字の書かれたカードを持ち，手を固定したまま頭部を左右(a)，上下(b)に動かし，
カードに書かれた文字を見る．前庭動眼反射の向上を図る．
(文献 3 より許可を得て転載)

前庭リハビリテーションを行う時期

前庭リハビリテーションの内容は，急性期，回復期，慢性期のいずれにおいても有効である．

1．急性期

急性期の前庭障害に対する前庭リハビリテーションは，めまい症状の改善および前庭代償の促進に有効とされている．Strupp らは，発症直後の前庭神経炎患者39例を2群に分け，入院初日からCawthorne-Cooksey 法に準じた前庭リハビリテーションを行った群(19例)と行わなかった群(20例)との比較を行い，リハビリテーションを行った群で重心動揺軌跡長において有意な改善を認めたことを報告している[7]．

急性期の患者に対しては，できるだけ早期にリハビリテーションを開始するのが望ましいが，めまいの症状が強く残っているため，負荷の軽いものから，徐々に開始するよう配慮する必要がある．

2．回復期

回復期の前庭リハビリテーションは，急性前庭障害後の前庭代償を促進し，生活期におけるめまいやふらつきなどの症状の残存を軽減することを目的として行われる．

Lacour らは，前庭神経炎患者を発症から2週間以内，2週間以降1か月未満，1か月以降の3群に分けて眼球運動訓練を主としたリハビリテーションを行い，訓練効果を比較したところ，介入が早ければ早いほど動的視力と前庭動眼反射の利得が改善したことを報告している[8]．

3．慢性期

前庭代償が遅延して頭部や身体の動きにより誘発されるめまいや平衡障害が持続する慢性期の前庭障害患者に対して，日常生活動作(ADL)の低下やめまい症状を改善する目的で行われる．

2015年のコクランレビューにおいて，前庭リハビリテーションは慢性期の一側性前庭障害患者のDizziness Handicap Inventory(DHI)のスコアなどの自覚的な平衡障害を改善するとのエビデンスがあることが報告されており[9]，2016年のAmerican Physical Therapy Association より臨床ガイドラインが示されている[10]．一方で，慢性の両側前庭障害に対する前庭リハビリテーションの効果は限定的とされている[10]．

前庭リハビリテーションの方法

1．頭部運動訓練

前庭障害による前庭動眼反射の機能低下に対して，頭部や眼球を動かし網膜上での像のズレ(retinal slip)を引き起こすことにより中枢神経系で適応を引き起こさせ，前庭適応を促進する運動である．指標のずれが大きいほど前庭動眼反射の適応が誘導されやすくなる．

文字が書かれたカードなどの視標を用意し，視標を固視しながら眼球，頭部，手を上下・左右に動かす．最初は眼球および頭部のみの動きから始め，最終的に頭部と手を逆方向に動かして視標を固視する(図2)．前庭適応には周波数特異性があるため，頭部回転の周波数を変化させて行う．慣

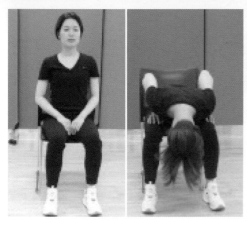
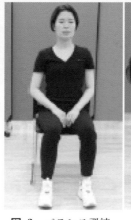
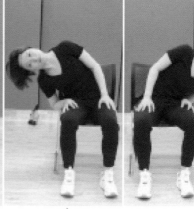

図 3. バランス訓練
座位で頭部を前後・左右に動かす運動.患者の苦手な運動を繰り返し行うことで,慣れを生じさせる.
(文献 3 より許可を得て転載)

れてきたら,立位,柔らかいパッド上,足踏み中など徐々に不安定な状況で頭部運動を行うようにする.

この運動はめまい感を増強させ,ある程度の苦痛を伴うこともあるので,患者には運動の目的やメカニズムを十分に理解させたうえで,当初はゆっくりとした運動から開始し,徐々に強度を上げていくようにする.

2.バランス訓練

前庭障害による前庭脊髄反射の機能低下に対し,座位あるいは立位で頭部と体幹を前後または左右に傾け,バランスをとらせることにより中枢神経系で適応を起こさせ,前庭脊髄反射系の適応を促進する運動である.空間の垂直軸を意識させながら行うと有効性が高まる.

座位あるいは足を閉じた状態で起立させ,頭部と体幹を前後または左右に傾け,正中に戻る運動を繰り返し行う(5 往復程度)(図 3).閉脚が難しい場合は,少し足を開いた状態で行ってもよい.開眼で行えるようになったら,閉眼で行う.垂直軸を意識しながら行うよう指示する.

3.慣れを誘導する訓練

めまいの起こる頭部や身体の動作を繰り返し行うことによって,中枢神経系の慣れ(habituation)を促進させ,めまい症状を軽減することを目的とする訓練である.

日常生活における様々な動作の中から,患者の苦手な動作を複数選択し,その動作を繰り返し行う.症状がある程度出るように強度を変化させて,繰り返し行う.症状が軽減し始める 4 週間程度は少なくとも続けるよう指導する(図 4).

4.感覚代行を誘導する訓練

前庭障害後に起こるめまいやふらつきを,視覚や体性感覚など,前庭感覚以外の感覚で補う,感覚代行(substitution)を促進することを目的とする訓練である.

柔らかな床面や閉眼にて立位保持を行う,歩行をしながら眼球を動かす,ボールを左右の手で投げながら歩行を行うなど,様々な動きや感覚を入力させながら,バランス改善のトレーニングを行う.また,患者に身体の動揺や立ち直りの程度を口頭などによってフィードバックし,体が揺れていることを認識させ,立ち直るよう指示する(図 5).

筆者の施設では,これらの前庭リハビリテーションを,理学療法士の指導の下に行い,効果を上げている[6].

前庭リハビリテーションの介入法

前庭リハビリテーションの介入法としては,患者に外来でやり方を指導する,前庭リハビリテーションのやり方を解説する小冊子を渡すなどして,ホームエクササイズを行ってもらう方法が広く用いられている.他には,理学療法士が直接リ

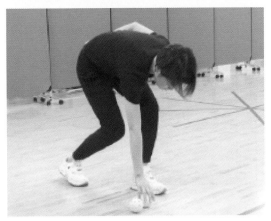

図 4．慣れを誘導する訓練
日常生活における様々な動作の中から，患者の苦手な動作を複数選択し，その動作を繰り返し行う．図は物を拾う動作を行っている．
（文献3より許可を得て転載）

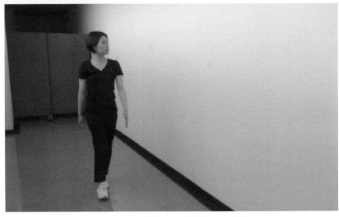

図 5．感覚代行を誘導する訓練
歩行しながら頭部を動かす運動．前庭障害を視覚や体性感覚などで補わせる．
（文献3より許可を得て転載）

ハビリテーションの指導を行ったり[4)11)]，集団でリハビリテーションの指導を行ったりしている施設もある[12)]．

米国でも，患者に小冊子を渡して自宅で行ってもらう方法が中心で，理学療法士が指導を行う方法，インターネットを通じて指導する方法[13)]，などが報告されている．本邦と大きく異なる点としては，前庭リハビリテーションにおける理学療法士の関与が大きいことが挙げられる[14)]．米国では，理学療法の一専門分野として前庭系理学療法（vestibular physical therapy）が確立されており，多くの理学療法士養成校でも前庭系理学療法に対する教育が広く行われている．卒後プログラムとしても，複数の大学で前庭リハビリテーションの講習会が行われており，理学療法士の約8割が受講している[14)]．

筆者の施設でも，患者に小冊子を渡して自宅で行ってもらう方法が中心であるが，希望者や重症の患者には，理学療法士による前庭リハビリテーションの指導を行っている．

理学療法士による前庭リハビリテーションの実例

症例：53歳，女性

【主　訴】 回転性めまい後のふらつき．
【現病歴】 1年前に回転性めまいと嘔吐が出現した．近医を受診し，右向きの水平性眼振を指摘され，頭部MRI検査では異常はなかった．めまいは2日間持続した．

その後，回転性めまいはないが，体動時のふらつきが持続するため，紹介受診となった．

イソソルビド90 mL分3，ベタヒスチン18 mg分3，メコバラミン1,500 μg分3を長期にわたり内服している．

【既往歴】 特記すべきことなし．
【現　症】 起立検査では，閉眼で大きくふらついた．足踏み検査は，左に90°偏倚（30歩）．注視眼振検査では眼振を認めなかったが，頭位眼振検査では，右向き水平性の定方向性眼振を認めた．head impulse test（HIT）では，左でcorrective saccade（CS）を認めた．純音聴力検査は，左右差を認めなかった．

【質問紙票】 Dizziness Handicap Inventory（DHI）62点，Hospital Anxiety and Depression Scale（DHI）：D 1点，A 5点，Niigata PPPD Questionnaire（NPQ）：15点，Vertigo Symptom Scale-short form（VSS-sf）：23点

【前庭機能検査】 温度刺激検査：左canal paresis（CP）100%，video head impulse test（vHIT）：左外側半規管，前半規管，後半規管でVOR gain低下，cVEMP：左無反応，oVEMP：右無反応，重心動揺検査：総軌跡長　開眼95.61 cm，閉眼188.97 cm（60秒）

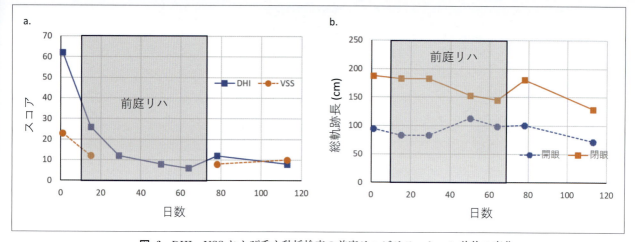

図6. DHI, VSS および重心動揺検査の前庭リハビリテーション前後の変化
a：DHI, VSS の変化. DHI, VSS ともに前庭リハビリテーションにより大きく改善した.
b：重心動揺検査の変化. 開眼, 閉眼時の総軌跡長(60秒間)ともに前庭リハビリテーションによる大きな改善はみられなかった.

以上より, 左前庭神経炎後の代償不全として, 当院初診後15日目より理学療法士による前庭リハビリテーションを開始した. 1回のリハビリテーション指導は30分で, 2週間毎に計4回の指導を行った. 内容は, 上記の頭部運動訓練, 立位バランス訓練, 慣れを誘導する訓練, 感覚代行を誘導する訓練に加えて, ウォーキングと寝る前のストレッチを自宅で行うよう指導した. 初回の前庭リハビリテーション指導開始より, 自宅でも積極的にリハビリテーションに取り組むようになった. めまいの自覚的な苦痛度の指標である, DHI, VSS-sf とも大きく改善した(図6-a). 日常生活においても, 疲労時にはめまい感が増悪するものの, 通常は問題なくなり, めまい感に慣れてきた, とのことであった. 一方で, 重心動揺計の計測値では, 改善はみられなかった(図6-b).

本症例では, 理学療法士による前庭リハビリテーションの指導が, 自覚的めまい症状の改善に極めて有効であった.

おわりに

前庭リハビリテーションは, 慢性期の一側性前庭障害の代償不全例のめまい症状の改善に極めて有効な治療法であるが, 未だ保険収載がなされておらず, 各施設が事実上のボランティアで行っている状況である. 前庭リハビリテーション保険収載がなされ, 多くの医師および理学療法士により, 前庭リハビリテーションが広く行われることが期待される.

文 献

1) Hecker HC, Haug CO, Herndon JW：Treatment of the vertiginous patient using Cawthorne's vestibular exercise. Laryngoscope, 84：2065-2072, 1974.
2) 時田 喬, 原田康夫：平衡訓練の基準. Equilibrium Res, 49：159-167, 1990.
3) 日本めまい平衡医学会(編)：前庭リハビリテーションガイドライン2024年版. 金原出版, 2024.
4) 浅井友詞, 岩﨑真一：前庭リハビリテーション めまい平衡障害に対するアプローチ 第2版. 三輪書店, 2023.
5) 日本めまい平衡医学会(編)：良性発作性頭位めまい症(BPPV)診療ガイドライン2023年版. 金原出版, 2023.
6) 北原 糺, 肥塚 泉, 堀井 新ほか：平衡訓練/前庭リハビリテーションの基準—2021年改訂—, Equilibrium Res, 80：591-599, 2021.
7) Strupp M, Arbusow V, Maag KP, et al：Vestibular exercises improve central vestibulospinal compensation after vestibular neuritis. Neurology, 51：838-844, 1998.

Summary 発症直後の前庭神経炎患者39例を2群に分け, 入院初日から Cawthorne-Cooksey 法に準じた前庭リハビリテーションを行った群(19例)と行わなかった群(20例)との比較を行

い，リハビリテーションを行った群で重心動揺軌跡長の有意な改善を認めたことを報告している.

8) Lacour M, Tardivet L, Thiry A：Rehabilitation of dynamic visual acuity in patients with unilateral vestibular hypofunction：earlier is better. Eur Arch Otorhinolaryngol, **277**：103-113, 2020.

Summary 前庭神経炎患者を発症から2週間以内，2週間以降1か月未満，1か月以降の3群に分けて眼球運動訓練を主としたリハビリテーションを行い，訓練効果の比較したところ，介入が早ければ早いほど動的視力と前庭動眼反射の利得が改善したことを報告している.

9) McDonnell MN, Hillier SL：Vestibular rehabilitation for unilateral vestibular dysfunction. Cochrane Database Sys Rev, **1**：CD005397, 2015.

10) Hall CD, Herdman SJ, Whiteny SL, et al：Vestibular rehabilitation for peripheral vestibular hypofunction：An evidence-based clinical practice guideline. J Neurol Phys Ther, **40**：124-155, 2016.

11) 伏木宏彰，加茂智彦：前庭障害に対するリハビリテーション—EBMに即した実践アプローチ. メジカルビュー社, 2019.

12) 新井基洋，吉富　愛，伊藤敏孝ほか：めまい集団リハビリテーションの治療成績(第1報)—身体機能検査と心理学的検査を用いて—. Equilibrium Res, **69**：225-235, 2010.

13) van Vugut VA, van der Wouden JC, Essey R, et al：Internet based vestibular rehabilitation with and without support for adults aged 50 and older with chronic vestibular syndrome in general practice：three armed randomized controlled trial. BMJ, **367**：l5922, 2019.

14) 加藤　巧，伏木宏彰：米国における前庭系リハビリテーションと理学療法士の関わり. Equilibrium Res, **76**：79-83, 2017.

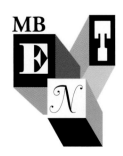

◆特集・リハビリテーションを活かそう―耳鼻咽喉科頭頸部外科領域―

顔面神経麻痺後遺症の
リハビリテーション治療

仲野春樹*

Abstract Bell 麻痺や Hunt 症候群などの末梢性顔面神経麻痺の後遺症である病的共同運動や顔面拘縮は，顔面に容貌の変化や不快感を引き起こす．さらに，状況に応じた表情が作れないことで非言語のコミュニケーションにも支障をきたす．こうした後遺症の予防あるいは改善することを目的に，筋伸張マッサージやバイオフィードバック療法などのリハビリテーション治療が行われる．

顔面拘縮に対する筋伸張マッサージは，前頭筋，眼輪筋，大・小頬骨筋，口輪筋，広頸筋などを対象として，手指を用いて表情筋を伸張（ストレッチ）させるようにマッサージを行う．口から目の病的共同運動に対するミラーバイオフィードバック療法では，鏡を使って閉眼しないように意識しながらイー，ウー，プーの口運動を行う．顔全体はリラックスして，口の力は入れすぎないように少しずつゆっくり動かすように指導する．

Key words Bell 麻痺（Bell's palsy），顔面神経麻痺（facial palsy），病的共同運動（synkinesis），リハビリテーション（rehabilitation），バイオフィードバック療法（biofeedback therapy）

はじめに

Bell 麻痺や Hunt 症候群などの末梢性顔面神経麻痺では，麻痺していた表情筋の筋力が改善しても，顔面拘縮や病的共同運動といった後遺症が重症例に合併する．顔面拘縮になると，表情筋の過緊張や筋短縮によって，鼻唇溝の深化や眼裂の狭小化が起こり，顔面の非対称やこわばりなどが生じる．病的共同運動になると，表情筋を動かしたときに意図した筋以外の筋も同時に動くようになり，口を動かしたときに閉眼したり，閉眼したときに口角が上がったりする．病的共同運動や顔面拘縮は，容貌の変化や顔面の不快感を引き起こすだけでなく，状況に応じた表情が作れないことで，表情を用いる非言語のコミュニケーションにも支障をきたす[1]．さらに，容貌の変化やコミュニケーションの障害のために，心理的にうつ傾向となり，外食や外出などの社会的な「参加」が制約されることもある[2]．

こうした後遺症および日常生活，社会生活における障害を予防あるいは改善することを目的に，マッサージやバイオフィードバック療法などのリハビリテーション治療（以下，リハビリ）が行われる[3][4]．本稿では，顔面拘縮と病的共同運動といった後遺症に対する臨床的評価，特に病的共同運動の評価法およびバイオフィードバック療法などのリハビリについて概説する．

臨床的評価の方法

1．Sunnybrook 法（図 1）

顔面神経麻痺の代表的な臨床的評価法には，柳原 40 点法，Sunnybrook facial grading system（Sunnybrook 法）[5][6]，House-Brackmann facial grading system（House-Brackmann 法）の 3 つがある．このうち Sunnybrook 法は，随意収縮の程度とともに，部位別の顔面拘縮の評価と，部位別

* Nakano Haruki, 〒 569-8686 大阪府高槻市大学町 2-7 大阪医科薬科大学総合医学講座リハビリテーション医学教室，講師

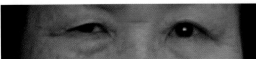

図 1. Sunnybrook facial grading system（Sunnybrook 法）

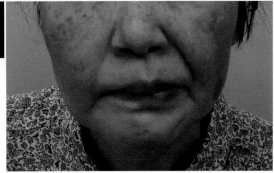

図 2. 顔面拘縮
a：右顔面神経麻痺．右眼裂が狭小化している．
b：左顔面神経麻痺．左の鼻唇溝の深化，口角の挙上，頬部の膨隆が認められる．

かつ定量的な病的共同運動の評価とができる．そのため，リハビリにおける問題点の抽出と訓練の効果を経時的に把握するのに頻用されている．

Sunnybrook 法は，安静時対称性，随意運動時の対称性（随意運動），病的共同運動という 3 つの領域から構成される．

安静時対称性は眼・頬（鼻唇溝）・口の 3 項目について 0〜2 点で評価する．筋弛緩あるいは顔面拘縮による変化が反映される．顔面拘縮の場合は，通常眼裂の狭小化，鼻唇溝の深化，口角の挙上/外転が起こるので，これらの有無がスコアに反映される（図 2）．

随意運動時の対称性をみる課題は，① 額のしわ寄せ，② 弱閉眼，③ 開口微笑，④ 上唇挙上・前歯を見せる，⑤ 口すぼめ，の 5 項目である（図 3）．各項目の筋の収縮による動き（muscle excursion）の程度を健側と比較して 1〜5 点でつける．① 額のしわ寄せ，② 弱閉眼，⑤ 口すぼめは柳原法と同じ方法になるが，③ の開口微笑と，④ の上唇挙上・前歯を見せる，の課題には注意が必要である．③ 開口微笑（open-mouth smile）は頬骨筋と笑筋の作用をみている．Smile が微笑と訳されるが，

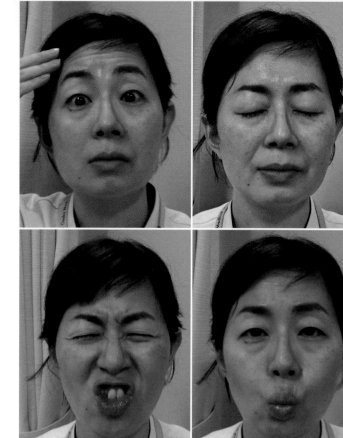

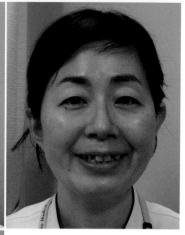

図 3.
Sunnybrook 法
随意運動時の対称性の項目
　a：額のしわ寄せ
　b：弱閉眼
　c：開口微笑
　d：上唇挙上・前歯を見せる
　e：口すぼめ

表 1. 主な主動筋と拮抗筋の関係

作用	筋	拮抗関係	作用	筋
閉瞼	眼輪筋	↔	開瞼	前頭筋，上眼瞼挙筋
閉口（上部）	上口輪筋	↔	開口（上部）	上唇挙筋，頬骨筋
閉口（下部）	下口輪筋	↔	開口（下部）	口角下制筋，下唇下制筋

できるだけ口角を上げて笑顔になってもらい，口角の高さを評価する．口の下制筋の評価は含まないので，柳原法の「イー」とは違い下の歯は無理に見せない．また，下顎で代償しないように，軽く噛んだ状態で行う．④前歯を見せるは，もともとの英語が「snarl」で，「（犬などが相手を威嚇するために）うなる」という意味であるが，悪臭のあるものを嗅いだときに出る表情になる[6)7)]．上唇鼻翼挙筋と上唇挙筋の作用をみるのが目的であるが，鼻根筋，鼻筋にも力を入れて，鼻に横皺をつくるように鼻翼を垂直に上げて上の前歯を見せるようにする．

病的共同運動は，随意運動のそれぞれの課題を行ってもらい，不随意に引き起こされる筋収縮の程度 0〜3 点で課題ごとに評価する．

全体としては，随意運動スコア×4－安静時対称性スコア×5－病的共同運動スコアが複合点として 0〜100 点で表される．

2．病的共同運動の評価

病的共同運動の問題点は 2 つある．一つは，病的共同運動が起こると，不随意に他の表情筋が動き煩わしい不快感が生じることである．もう一つは，目の開瞼と閉瞼，口の開口と閉口など，作用が反対にある主動筋と拮抗筋（表 1）の間で病的共同運動が起こると，両者の働きがブロックされることである．すると，これらの筋の動きが乏しく

表 2. 病的共同運動のチェックポイント

1	眼輪筋	眼裂の狭小化をみる. 下眼瞼の収縮(ふくらみ)があれば眼輪筋の軽度, あるいは早期の病的共同運動の徴候である.
2	前頭筋	眉毛の挙上をみる. 眉頭をみるとわかりやすいときがある.
3	頬骨筋群	口角の挙上をみる. 鼻唇溝のラインが動かないときでも, 頬部が膨隆すれば頬骨筋群に病的共同運動があるのがわかる.
4	頬筋	口角が外側にひかれる. 口腔内から頬部の内側をみると, 閉眼などに伴い膨隆するのがわかる.
5	口角下制筋	口角の端が下方に曲がる.
6	広頸筋	頸部の広頸筋の膨隆, すなわち広頸筋徴候をみる.

これらが複数同時に起こることもある.

なり, いわゆる「金縛り」の状態になる[1)3)8)]. 外見上も筋力低下があるようにみえるので, この主動筋と拮抗筋の間の病的共同運動による動きの低下と, 随意収縮の筋力低下とを区別する必要がある. また, 病的共同運動は, 口から目, 目から口のパターンだけでなく, 様々なパターンが起こる. 病的共同運動を詳しく評価するときのチェックポイントを表2に示す. また, 重要な病的共同運動のパターンを以下に示す.

1）閉眼に伴う病的共同運動

・**眼輪筋から頬骨筋**：いわゆる目から口の病的共同運動である. 閉眼したときに口角が上がる. 瞬目のたびに口角が上がると煩わしい.

・**眼輪筋から前頭筋**：眼輪筋の収縮により閉眼しているのに, 拮抗筋である前頭筋が収縮して眉が上がり開眼しようとする. そのため閉眼しにくくになる.

2）開口微笑に伴う病的共同運動

・**頬骨筋から眼輪筋**：笑う際, 口角を上げたときに眼裂が狭小化する. 口から目の病的共同運動のパターンの一つである. 笑ったとき, 片目を細めることになり不自然になる.

・**頬骨筋から口角下制筋, 広頸筋**：口角を上げようとしているのに, 拮抗筋である口角下制筋や広頸筋が働くために, 口角が上げられなくなる. 頸部の広頸筋の隆起, すなわち広頸筋徴候に注目する. 笑いの表情を作るのが阻害される.

3）口すぼめに伴う病的共同運動

・**口輪筋から眼輪筋**：口を動かしたときに閉眼してしまう. 口から目の病的共同運動のパターンの一つである. 食べるときに閉眼して不快感を生

じる. 眼裂が狭小化していなくても, 下眼瞼の収縮(ふくらみ)が出現していれば, 早期の病的共同運動の徴候と捉え, 後述するミラーバイオフィードバック療法を開始する.

・**口輪筋から頬筋, 笑筋**：ウーと口すぼめをしたときに, 口の正中が患側に寄る.

リハビリの方法

1．リハビリの適応

後遺症のある可能性がある中等度〜重度の患者がリハビリの対象となる. 重症度の判定は, 急性期の柳原40点法の点数と, Electroneurography (ENoG)の値で判断できる. 柳原40点法では, 中等度の20点以下が対象となる[9)]. 特に, 10点以下の重度の患者は必須である. ENoG値では, 病的共同運動が発症するリスクのある45%以下の患者が対象となる[3)10)]. 特に, 10%以下の患者は後遺症も重度になるので, リハビリが重要である[11)]. ENoGで10%以上(45%以下)の中等度の患者では, 数か月で随意収縮が完全に回復しても, 6か月前後に病的共同運動が出現する場合があるので注意する[12)]. なお, 日本顔面神経学会から発行された「顔面神経麻痺診療ガイドライン2023年版」(以下, ガイドライン)では, メタアナリシスとシステマティックレビューに基づき「末梢性顔面神経麻痺(Bell麻痺, Hunt症候群, 外傷性麻痺)患者に対し, リハビリテーション治療を行うことを弱く推奨する」ことが提言されている[13)14)].

2．リハビリの進め方(図4)

急性期には, 発症2か月以内のできるだけ早期に顔面拘縮を予防するための筋伸張マッサージを

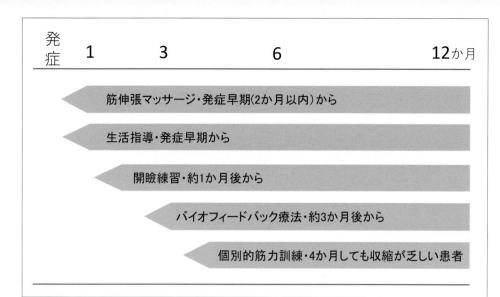

図 4. リハビリテーション治療の進め方
（文献 3 より改変）

開始する．麻痺の状態に患者が慣れてきたころ（当院では約 1 か月後）に上眼瞼挙筋を用いた開眼運動（開瞼運動）を追加する．随意収縮が始まるころ，3 か月の前後に病的共同運動の予防にバイオフィードバック療法を開始する．バイオフィードバック療法にはいくつか種類があるが，不快感の強い口から目の病的共同運動に対するミラーバイオフィードバック療法がもっとも重要である．また，4 か月しても随意運動が乏しい重度の患者では，個別的筋力訓練を追加する症例もある．通院の頻度は，月 1 回程度で，日々自主的に行ってもらうのが一般的である．そのため，自主訓練の指導が重要になる．これらのリハビリの方法や訓練頻度については，ガイドライン[13]にも解説や図があるので，活用していただきたい．

3．患者教育

リハビリの目的が，随意運動の回復ではなく後遺症の予防にあること，後遺症を予防することが最終的に顔の表情を回復させることにつながることを説明する．筋力強化訓練，特に粗大運動は，顔面拘縮や病的共同運動を悪化させるので禁止する．逆に，筋をリラックスさせるために，蒸しタオルなどで顔を温めたりすることを勧める．

生活指導としては，完全閉眼できない場合，目を保護する方法を教える．ドライアイになりやすいため，点眼薬の使用が勧められる[15]．夜間はしっかり閉眼したうえでテーピングすることが勧められる．なお，様々な目の処置をするときには，感染予防のため手を消毒し清潔にしたうえで行うように指導する．

また，マッサージやバイオフィードバック療法を行うための基礎知識として，表情筋の位置と役割を理解してもらう．特に前頭筋，眼輪筋，頬骨筋群，鼻周囲の筋群，口輪筋，口の下制筋群，広頸筋について図を用いて説明する[15)16)]（図 5）．

4．筋伸張マッサージ

発症後の急性期から，顔面拘縮を予防するために，表情筋に対して筋伸張マッサージを行う．前頭筋，眼輪筋，大・小頬骨筋，口輪筋，広頸筋などを対象として，手指を用いて表情筋を伸張（ストレッチ）させるようにマッサージを行う[3)15)]．患側が主になるが，健側の表情筋も筋緊張が亢進する場合が多いので，リラックスさせるために，健側のマッサージも含める．特に，安静時非対称が強い患者には両側で行う．筋伸張マッサージの具体的な手技については，ガイドライン[13]や，動画付きの書籍[3)15)]，インターネットで動画[17)18)]も挙がっているので，参照にしていただきたい．

早期は顔を全体的にマッサージし，3，4 か月以降に，鼻唇溝あるいは眼裂の狭小化など局所の拘

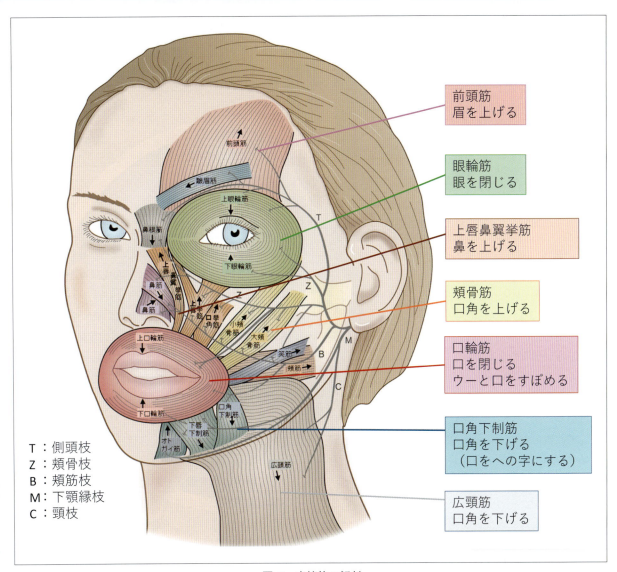

図 5. 表情筋の解剖
（文献 15 より改変）

縮があきらかになってくれば，拘縮のある筋の走行に沿った方向のマッサージを強化する[19]．

マッサージの強化には，口腔内からのマッサージが有用である．健側の母指を用いて口腔内から，口輪筋，頬骨筋群，頬筋，口角挙筋付着部（鼻唇溝の裏）を中心にストレッチする[13]．鼻唇溝に拘縮があると，口腔内から指で鼻唇溝の裏を触ると硬結が触れるので患者自身にも触ってもらい，問題点を認識してもらう．また，口の下のほうに指をいれて，唇を引っ張り上げるようにして，口角下制筋やオトガイ筋もストレッチする．手指を清潔にする，あるいは清潔な手袋を用いて感染に注意する．

5. 開瞼練習

口から目の病的共同運動や顔面拘縮で目が狭小化するのを予防するために，動眼神経支配である上眼瞼挙筋を用いた開瞼運動を行う[3)13)]．眼輪筋をストレッチする効果もある．前頭筋収縮で眼輪筋の病的共同運動を誘発する例があるので，前頭筋を収縮させないように，つまり眉毛は上げないようにして，上眼瞼の縁を上方に，ゆっくりと上げるようにする．このとき，前頭筋を手で触って収縮しないように確かめるとよい．ただし，練習しても前頭筋が上がってしまう患者は，前頭筋由

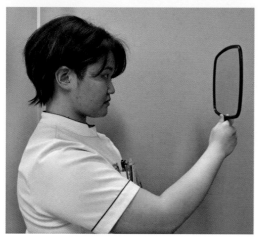

図 6. ミラーバイオフィードバック療法を行うときの姿勢

来の病的共同運動を誘発するおそれがあるので無理しないほうがよい．

6．バイオフィードバック療法

発症から 3〜6 か月すると病的共同運動が生じ始めるので，3 か月前後で病的共同運動の予防および改善のため，バイオフィードバック療法を開始する．口から目の病的共同運動に対しては，鏡を用いたミラーバイオフィードバック療法を用いる[4)20)]．ミラーバイオフィードバック療法は，鏡を見て閉眼しないように意識しながらイー，ウー，プーの口運動を行う方法である．

口から目の病的共同運動の初期には，口を動かしたときに眼輪筋の収縮によって下眼瞼が少し膨らむ徴候が認められる．眼輪筋の収縮によって眼瞼裂の幅がせまくならないように（下眼瞼が収縮しないように）意識しながら，少しずつゆっくりと口を動かす．単に「目を閉じないように」といっても難しいので，まずは顔全体をリラックスしてもらい，目の周囲もリラックスしてもらう．うつむいた姿勢になると，自然に眼裂がせまくなってしまうので，わずかに顎を引いた状態で鏡を少し高めに持ち，若干見上げるように誘導した姿勢で練習する（図 6）．口の随意運動の訓練ではないので，口は最大収縮を目指す必要はない．眼裂が狭小化すれば，それ以上は力を入れないようにする（表 3）．ゆっくりと動かすことで，病的共同運動が誘発されにくくなる．筆者は 1 回ごとに，顔

表 3． 口から目の病的共同運動に対するミラーバイオフィードバック療法を行うときの注意点

> - わずかに顎を引いた状態で鏡を少し高めに持って，若干上目遣いに誘導した姿勢で練習する（うつむいた姿勢になると，自然に眼裂がせまくなってしまう）．
> - 顔全体をリラックスしてもらい，目の周囲もリラックスしてもらう．
> - 口の力は入れすぎない．自然に動く以上に動かさない（口の随意運動の訓練ではないので，最大収縮を目指す必要もない）．少しずつゆっくりと動かす．眼裂が狭小化してくれば，それ以上力を入れない．

の力をリラックスさせている．

原法は 1 日朝，夕 15 分ずつ行うプロトコールであるが，5 分ずつ 1 日 6 回などに，患者の生活スタイルにあわせてアレンジしても成果は上げられる．病的共同運動を予防することにミラーバイオフィードバックの主眼は置かれている．病的共同運動が強くなった患者に対しては，筆者は後述の神経筋再教育の手技も取り入れて行っている．一方，目から口の病的共同運動に対しては，触覚あるいはテープを使ったバイオフィードバック療法を行う[21)]．手やテープを使って口角を挙上しないように意識しながら，顔全体はリラックスしてもらい，ゆっくりと眠るように閉眼する．

7．随意運動を促すリハビリ（個別的筋力訓練）

麻痺が重度で発症後 4 か月しても随意収縮の回復が乏しい患者には，後遺症予防のマッサージやバイオフィードバック療法に加えて，随意収縮を促すための個別的筋力訓練が行われる[3)22)]．個別的筋力強化訓練は患側の麻痺筋を，個別的（選択的）に強化する方法である．粗大運動にならないように，また病的共同運動も抑制しながら，患側の筋（大頬骨筋など）のみをゆっくり少しずつ動かしてもらう．

8．神経筋再教育（neuromuscular retraining）

神経筋再教育は，顔面の機能を妨げる異常な筋の活動を抑制しながら，感覚などのフィードバックを用いて，表情を作るときの正しい個々の表情筋の動きのパターンを大脳皮質のレベルで再学習する練習である[1)16)]．海外で広く用いられている．

具体的な方法としては，

1）患側および健側の筋の過活動を抑制するために，リラクセーションやマッサージを行う．

2）拘縮した筋には，ストレッチによって軟部組織を柔軟にする．

3）表情筋の正しい動かし方を習得するために，普通は無意識に行われる表情筋の動きを意識的に動かす．このとき，笑う（smile）ときには口ではなくて頬の筋を使う，また「ゆっくりと，小さく」一つの表情筋を動かす，といった細かい手技が指導される．

4）病的共同運動を抑制する．病的共同運動を抑制するために，病的共同運動の起こる筋をリラックスながら，課題の随意運動の動きをゆっくりと小さく動かしていく．このときにフィードバックして病的共同運動が起こらないようにする．フィードバックには，鏡が使われていたが，最近は体性感覚，つまり皮膚の引っ張られる感じで収縮を意識してフィードバックする方法も用いられるようになっている．病的共同運動をリラックスさせる感覚は，健側の同じ筋がどうなっているかを手本として意識するとよいと助言されている．

前述のミラーバイオフィードバック療法の課題は，イー，ウー，プーであるが，実際に病的共同運動が起きるようになると，この課題で病的共同運動を抑制するのは難易度が高くなる．その際，筆者は神経筋再教育の手法を取り入れ，課題の口の動きを，頬骨筋，口輪筋のみの収縮に限定して，ゆっくりと小さく行ってもらうようにしている．眼裂が狭小化すれば，それ以上は力を入れないように注意する．

最後に

患者は，顔面神経麻痺後遺症の不快感や表情を作れないことによるコミュニケーションの障害にいつまでも悩まされることになる．

後遺症を予防あるいは改善するための顔面神経麻痺のリハビリは，マッサージとミラーバイオフィードバック療法が柱となる．マッサージの方法については，手技は難しくないので，パンフレットなどを用いて患者に勧めていただければと思う．ミラーバイオフィードバック療法については，経験がないと力の加減がわからず難しいところがあるが，顔全体はリラックスして，とにかく口の力は入れすぎないように少しずつゆっくり動かすように指導してもらえれば，成果が期待できると思われる．本稿が今後の顔面神経麻痺のリハビリの普及の一助となれば幸いである．

文 献

1) Diels HJ：Facial Neuromuscular Retraining for Synkinesis. Management of Post-Facial Paralysis Synkinesis. Babak Azizzadeh, et al（eds）：pp. 75-90, Elsevier. Amsterdam, 2021.

2) Kleiss IJ, Hohman MH, Susarla SM, et al：Health-related quality of life in 794 patients with a peripheral facial palsy using the FaCE Scale：a retrospective cohort study. Clin Otolaryngol, **40**：651-656, 2015.

3) 栢森良二：顔面神経麻痺のリハビリテーション 第2版. 医歯薬出版, 2018.
   Summary 顔面神経麻痺のリハビリテーション診療のバイブル．病態から手技まで詳細に記載されている．

4) Nakamura K, Toda N, Sakamaki K, et al：Biofeedback rehabilitation for prevention of synkinesis after facial palsy. Otolaryngol Head Neck Surg, **128**：539-543, 2003.

5) Ross BG, Fradet G, Nedzelski JM：Development of a sensitive clinical facial grading system. Otolaryngology Head Neck Surg, **114**：380-386, 1996.

6) Neely JG, Cherian NG, Dickerson CB, et al：Sunnybrook facial grading system：reliability and criteria for grading. Laryngoscope, **120**：1038-1045, 2010.
   Summary Sunnybrook法のスコアをつけるときの具体的な基準が書かれており，大変参考になる．

7) 松代直樹：顔面神経麻痺の評価．第10回顔面神経麻痺リハビリテーション技術講習会テキスト．2019.

8) Stennert E：Das Autoparalytische Syndrom-ein Leitsymptom der postparetischen Fazialisfunktion. Arch Otorhinolaryngol, **236**：97-114, 1982.

9) Hato N, Fujiwara T, Gyo K, et al：Yanagihara facial nerve grading system as a prognostic tool in Bell's palsy. Otol Neurotol, **35**：1669-1672, 2014.

10) Okazaki A, Nakano H, Haginomori SI, et al：Prognostic value of electroneurography using the midline method for predicting the development of synkinesis after peripheral facial palsy. Auris Nasus Larynx, **51**：599-604, 2024.（Epub ahead of print）

11) Nakano H, Haginomori S, Wada S, et al：Electroneurography value as ana indicator of high risk for the development of moderate-to-severe synkinesis after Bell's palsy and Ramsay Hunt syndrome. Acta Otolaryngol, **139**：823-827, 2019.

12) Kanaya K, Ushio M, Kondo K, et al：Recovery of facial movement and facial synkinesis in Bell's palsy patients. Otol Neurotol, **30**：640-644, 2009.

13) 日本顔面神経学会（編）：顔面神経麻痺診療ガイドライン 2023 年版．金原出版, 2023.
Summary リハビリを含めた顔面神経麻痺診療の基本的知識とシステマティックレビューに基づいた推奨が記載されている.

14) Nakano H, Fujiwara T, Tsujimoto Y, et al：Physical therapy for peripheral facial palsy：A systematic review and meta-analysis. Auris Nasus Larynx, **51**：154-160, 2024.

15) 飴矢美里, 羽藤直人（編）：はじめよう顔面神経麻痺リハビリテーション. インテルナ出版, 2024.

16) Balliet R：Facial Paralysis and other neuro-muscular dysfunctions of the peripheral nervous system. Otto D. Payton（ed）, Manual of physical therapy. Churchill Livingstone, 1989.

17) Facial Palsy DVD 1-Management of Flaccid Paralysis-Massage. https://www.youtube.com/watch?v=mJb4L06J9Go
Summary 顔面神経麻痺で有名な英国 Queen Victoria Hospital で作成された動画. 解説は英語であるが画像だけで理解できる.

18) NHK 健康チャンネル【動画付き】顔面神経麻痺（まひ）のリハビリ. https://www.nhk.or.jp/kenko/atc_1562.html

19) 栢森良二：[改訂新版] 顔面神経麻痺が起きたらすぐに読む本. PHP エディターズ・グループ, 2020.

20) 中村克彦：病的共同運動の予防のためのミラーバイオフィードバック. 耳喉頭頸, **88**：486-491, 2016.
Summary バイオフィードバック療法について具体的な手技や注意点が記載されており, 参考になる.

21) Kasahara T, Ikeda S, Sugimoto A, et al：Efficacy of Tape Feedback Therapy on Synkinesis Following Severe Peripheral Facial Nerve Palsy. Tokai J Exp Clin Med, **42**：139-142, 2017.

22) Morishima N, Kamiya T, Naito Y, et al：Effect of muscle strengthening on peripheral facial palsy：A randomized controlled trial. Phys Ther Res, **23**：59-65, 2020.

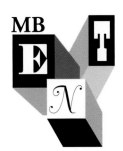

◆特集・リハビリテーションを活かそう―耳鼻咽喉科頭頸部外科領域―
嗅覚障害のリハビリテーション

奥谷文乃*

Abstract 嗅覚は揮発性のにおい分子を嗅神経細胞で受容する化学感覚である．嗅神経細胞はニューロンでありながら高い再生能をもつことから，嗅覚はリハビリテーションに適している．ただし，におい分子が嗅神経細胞に到達できない気導性嗅覚障害は対象にならない．感冒後嗅覚障害を代表とする嗅神経性嗅覚障害と頭部外傷や神経変性疾患などの中枢性嗅覚障害が適応となる．COVID-19後の嗅覚障害の特徴は軽症であっても異嗅症を起こしやすいことであり，これに対しても嗅覚リハビリテーションが有効であったと報告されている．本邦では嗅覚リハビリテーションを医療として確立させるために，嗅覚刺激療法と命名された．現代の我々の衛生的な生活では悪臭に曝露されることが減っており，自然と嗅覚刺激の少ない環境になっている．嗅覚リハビリテーションは加齢による嗅覚低下を抑えるのみならず，認知機能の維持にも効果的と報告されている．

Key words シナプス可塑性（synaptic plasticity），嗅神経細胞（olfactory receptor neuron），ターンオーバー（turnover），認知機能（cognitive function），嗅覚刺激療法（olfactory training）

嗅覚がリハビリテーションに適す理由

1．リハビリテーション（ニューロリハビリテーション）のメカニズム

脳血管疾患など中枢神経系の疾患はニューロリハビリテーションが代表的な治療となることが多い．その理由は，ニューロンや筋細胞のような興奮性細胞は他の細胞に比べ，いったん壊死に陥ると再生が非常に難しいからである．

ニューロリハビリテーションによる失われた神経機能の改善・回復のメカニズムはシナプス可塑性であることが知られている[1]．すなわち，もともと機能を担っていたニューロンを再生させるのではなく，シナプスに可塑的な変化を誘導することである．具体的には，これまであまり機能をしていなかったニューロンに神経線維を発芽させて新たにシナプスを作らせる，あるいはもともと存在していたシナプスの伝達機能を増強させることであり，それが永続することを可塑性と称する．

2．感覚機能のニューロリハビリテーション

ニューロリハビリテーションにおいて，特に運動機能（遠心性機能）の回復は難しく，多くの手法が研究されてきた[2]．一方で，感覚機能（求心性機能）については，適刺激によって受容器を活性化させ，伝導路にシナプス可塑性を誘導することが基本となる．しかし，実際には様々な感覚刺激を認知し同定することが重要で，高次脳機能のニューロリハビリテーションとして，失認・失語などを対象として行われることが多い[3]．

3．嗅覚神経系の特徴

嗅覚神経系の受容器は鼻腔の天蓋，嗅裂の奥にある嗅上皮に存在する嗅神経細胞（文献により数百万～数千万と報告されている）であり，その軸索が嗅神経として篩板を貫き嗅球の糸球体に投射し僧帽／房飾細胞の樹状突起とシナプスを形成する．僧帽／房飾細胞の軸索は嗅索として梨状皮質

* Okutani Fumino，〒 783-8505 高知県南国市岡豊町小蓮 高知大学医学部地域看護学，教授

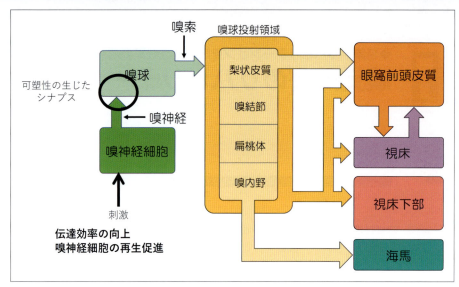

図 1. 嗅覚伝導路とシナプス可塑性

他多様な部位に投射し，最終的に眼窩前頭皮質においてにおいの認知が行われる（図1）．

嗅神経細胞の特徴の一つは，嗅覚受容体の種類の多さでヒトでも約400種類あり，各嗅神経細胞はその1〜2種のみを線毛上に発現し，同一の受容体を発現した嗅神経細胞の軸索は収束して同一の僧帽/房飾細胞とシナプスを形成し，糸球体構造を形成している．また，もう一つの特徴は高い再生能であり，神経細胞でありながら数か月（種や年齢によって異なる）の周期でターンオーバーを繰り返している．ターンオーバーをしてもなお同一の受容体を発現し，同一の僧帽/房飾細胞に投射する[4]が，そのメカニズムは完全に解明されていない（図2）．

4．嗅神経細胞—僧帽/房飾細胞間におけるシナプス可塑性

シナプス可塑性の誘導の基本はシナプス前細胞（この場合は嗅神経細胞）に強い刺激を与えて活性化することにより，シナプス後細胞（この場合は僧帽/房飾細胞）の受容体の増加・シナプス後膜の増大などを起こすことである．このような形態学的な変化とともに，機能的にシナプス伝達効率の向上を引き起こし長期増強現象として観察できる[5]（図1）．

我々が日夜様々なにおいを自然に嗅ぐことで，嗅神経細胞はターンオーバーを繰り返し，新たなるシナプスの形成が起こっている．まさに，においを繰り返し嗅ぐことによる嗅神経細胞の活性化促進がこのシナプス伝達効率を向上させることは想像に難くない．他の感覚受容器，たとえば有毛細胞[6]や視細胞[7]についてはiPS細胞を用いた再生研究がなされている．嗅神経細胞に関して，このような再生研究は不要と考えられている．

嗅覚リハビリテーションが適応となる嗅覚障害

1．におい分子による嗅神経細胞刺激が不可欠

揮発性のにおい分子が嗅神経細胞の線毛に発現する受容体と結合できることが必須の条件となる．気導性嗅覚障害の代表例である，鼻副鼻腔炎におけるポリープの存在や嗅粘液異常によりにおい分子が嗅神経細胞に至らない嗅覚障害は適応とならない．嗅裂の開存状態を内視鏡あるいはCTで確認し，その嗅覚障害が気導性ではないことを確認することが最低限必要である．

2．嗅覚リハビリテーションが有効な嗅覚障害

嗅覚障害の3大原因は鼻副鼻腔炎・感冒後（ウイルス性）・外傷性であると複数の報告[8]があり，頻度からいえば，感冒後と外傷性が嗅覚リハビリテーションの対象となることが多い．これはいずれも量的な嗅覚障害（においを感じない，感じにくい）を訴えとした場合である．

嗅神経細胞の高い再生能により，嗅神経細胞が

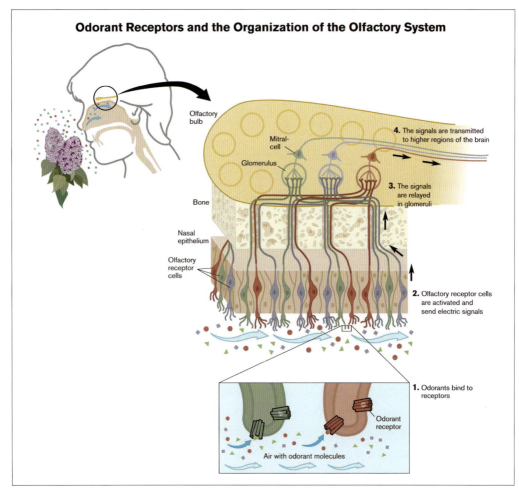

図 2. 嗅細胞と僧帽細胞の関連
(https://www.nobelprize.org/prizes/medicine/2004/press-release/
ⒸThe Nobel Assembly at Karolinska Institutet)

ウイルスによって傷害された感冒後嗅覚障害は比較的予後は良好である．これまでの報告によれば原因ウイルスはライノウイルスやインフルエンザウイルス[9]であり，自然治癒も期待できる．しかし，嗅覚リハビリテーションを行うことで有意に治癒経過が促進されると報告されている．

外傷性嗅覚障害は中枢性の前頭葉脳挫傷によるものも多く，予後も不良で，30％程度しか改善・回復が見込まれないと報告されている[10]．しかし，嗅覚リハビリテーションによって，回復が促進されたと報告されており，特に若年者で効果が高い．

3．嗅覚リハビリテーションとCOVID-19による嗅覚障害

2020年から本邦でもパンデミックとなった新型コロナウイルス感染症（COVID-19）による嗅覚障害は，感冒後と同様にウイルス性の嗅覚障害に分類されるが，嗅神経細胞よりは支持細胞の傷害を引き起こすと考えられている[11]．嗅覚減退は軽症であるが，異嗅症を高率に引き起こすことが知られている[12]．すなわち，嗅覚は検査上正常であってもにおいの認知に異常をきたし，多くの場合においのイメージが不快なものに変化している．また，COVID-19の嗅覚障害は従来の感冒後嗅覚障害に比べて，若年者に多い傾向があり，「あんなに好きだったお肉が臭くて食べられない」といった生活の質低下に悩む患者に遭遇することも珍しくない．そのメカニズムについては，嗅神経細胞の回復において嗅球への軸索の投射がmisdirectionを起こし，本来とは異なる僧帽／房飾細胞とシナ

プスを形成したと考えられる．これは COVID-19 の異嗅症をモデルに支持細胞が嗅神経細胞から僧帽／房飾細胞に対する正しい投射になんらかの役割を果たすことを示唆している．このような COVID-19 後の異嗅症に対しても嗅覚リハビリテーションの有効性を示す報告がある．

嗅覚リハビリテーションの実施状況

1．ドレスデン工科大学における Hummel らの方法

ドレスデン工科大学の Hummel らのグループでは，phenylethyl alcohol（バラの花のにおい）・eucalyptol（ユーカリのにおい）・citronellal（レモンのにおい）・eugenol（クローブのにおい）を用いて，それぞれ 10～15 秒ずつ 2 回嗅ぐという olfactory training を，1 日 2 回実施する方法[13]を原法としている．4 つのにおいは古典的ににおいの分類がなされた Henning の 6 面体を参考に，悪臭を除いた花・薬味・果実・樹脂の 4 種から選んだと報告されている．また，嗅神経のみならず鼻内の呼吸上皮の三叉神経刺激にもなりうる嗅素を含むことも特徴である．さらに，これら以外の嗅素を用いても，効果があることが報告されている．

嗅覚の評価法は聴覚のように世界的に統一されたものはない．においは揮発性の分子が化学感覚によって受容されるものであり，その好み・馴染みは文化や習慣によって大きく異なり，万国共通で認識されるにおいを検査用に設定することができないからである．Hummel らが開発した Sniffin' Sticks は現在ヨーロッパを中心に用いられている[14]．T（threshold：閾値）・D（discrimination：弁別）・I（identification：同定）の 3 つの要素に関する検査が可能で，個別にもあるいは総合的にも嗅覚能を評価することができる．嗅覚リハビリテーションの効果はこの Sniffin' Sticks を用いて評価されている．

2．本邦における嗅覚リハビリテーション

感覚機能のリハビリテーションとして学会発表などで嗅覚リハビリテーションが紹介されるよう

になり，次第に注目されるようになってきた．嗅素は Hummel らの原法に従った場合もあるが，基本的に嗅神経細胞に興奮を引き起こせば何でもよいので，様々な人工香料・精油などが用いられている．ただし，嗅覚の減退・脱失を起こしている本人にはにおわなくても周囲への影響を考え，通常は悪臭は用いられない．

本邦における嗅覚検査法で保険収載されているものは，静脈性嗅覚検査（アリナミンテスト）と基準嗅力検査（T&T オルファクトメトリー）の 2 種である．アリナミンテストは主として後鼻腔性の嗅覚の定性的な評価をするもので，スクリーニング目的で用いられている．治療効果を判定できる定量性のある T&T オルファクトメトリーは，検知域値と認知域値を測定することで閾値と同定能を明らかにし，また両域値の乖離の有無で障害部位を推定できる検査となっている．ただし，本検査は環境汚染を防ぐ脱臭装置の設置が必要で，日本耳鼻咽喉科頭頸部外科学会の調査によると，全耳鼻咽喉科診療機関の 10％にしか設置されていない．

3．高知大学における臨床研究

高知大学では，2016 年から臨床研究として気導性以外の嗅覚障害の症例に対し，同意の得られた方に本治療を行ってきた（高知大学医学部倫理委員会承認 27-121）．毎日朝晩 4 種類の人工的な嗅素液（ペパーミント・パイン・チョコレート・石鹸）のにおいを 15 秒ずつ 2 回嗅ぐ方法を採用している．ほとんどの症例では，ほぼ 80％程度の実施率となっているが，中には様々な理由により中断してしまう例もある．その理由としては，「効果が感じられない」「時間がない」「においがしないので，つまらない」などが挙げられている．今回，上記の理由によって治療の中断がなされた 10 例につき，初診時，最も回復した時点，嗅覚刺激療法を中断した後の基準嗅力検査の結果を解析した．10 例は男：女が 4：6 で，年齢は 45～74 歳（中央値 69 歳），嗅覚障害の原因は感冒後，外傷性，薬剤性（抗がん剤）が 1 例ずつで残りは原因不明で

表 1. 対象者内訳

症例	年齢	性別	原因	検知域値	認知域値	判定
1	64	M	不明	5.4	5.8	脱失
2	69	M	不明	5.4	5.4	高度
3	53	F	不明	3.2	5.2	高度
4	70	F	不明	4.6	5.2	高度
5	74	M	不明	1.6	4.8	高度
6	45	F	不明	2	4.6	高度
7	71	F	抗がん剤	3.4	4.6	高度
8	70	F	不明	3.2	4.4	高度
9	69	M	感冒後	2	4.2	高度
10	69	F	外傷性	1.4	3.2	中等度

表 2. 平均認知域値の変化

症例	年齢	性別	治療前	治療後	判定	中断後	判定
1	64	M	5.8	5.8	不変	4.4	軽快
2	69	M	5.4	4.4	軽快	5.4	悪化
3	53	F	5.2	2	治癒	3	悪化
4	70	F	5.2	2.8	軽快	4	悪化
5	74	M	4.8	3.4	軽快	3.8	不変
6	45	F	4.6	4.2	不変	4	不変
7	71	F	4.6	4.2	不変	3.8	不変
8	70	F	4.4	3.4	軽快	4.2	不変
9	69	M	4.2	2	治癒	3.6	悪化
10	69	F	3.2	3.4	不変	3.2	不変

表 3. 平均検知域値の変化

症例	年齢	性別	治療前	治療後	中断後
1	64	M	5.4	2.6	3.4
2	69	M	5.4	2.2	5.4
3	53	F	3.2	0.8	1.4
4	70	F	4.6	0.2	1.2
5	74	M	1.6	1.6	2.2
6	45	F	2	2	2.8
7	71	F	3.4	1.4	1.8
8	70	F	3.2	1	2.2
9	69	M	2	1.4	2.8
10	69	F	1.4	1	1.2

あった(表1). 表2および3が示すように,初診時の嗅覚は平均検知／認知域値の中央値が3.2/4.7であり,その後3〜9か月の嗅覚刺激療法によって,1.4/3.4まで改善した. その差は-2.1/-1.0となった(Wilcoxon の符号付き順位検定にていずれも $P<0.005$). しかし,その後トレーニングをしない期間が3〜6か月あると,2.2/3.9となった. 平均検知域値では全例で悪化を認め,悪化の程度の中央値は0.8であった($P<0.005$). 平均認知域値では6例でデータの悪化を認め中央値は0.6であった(統計学的有意差なし). 以上の結果から嗅覚刺激療法の効果は可逆的であり,中断することによって特に治療効果の出やすい検知域値の改善が解消されてしまうことが明らかとなった.

すなわち,嗅細胞-僧帽細胞間のシナプスは嗅覚刺激療法によって機能回復しやすいが,中断によりまた元に戻ることが推測される. 一方で,中枢伝導路(おそらく最終的には眼窩前頭皮質に至るまでの回路)はシナプス可塑性の誘導は難しいが,いったん成立すると容易に元に戻ることはないことを示している.

4. 本邦における「嗅覚刺激療法」の確立に向けて

嗅覚リハビリテーションはこのように非気導性の嗅覚障害に対する有効な治療法である. これを医療で確立させるため 2016 年に三輪によって「嗅覚刺激療法」と命名されている[15]. 日本鼻科学会でも嗅覚刺激療法検討委員会が結成され,現在は本邦における日本人向けの嗅素を用いて T&T オ

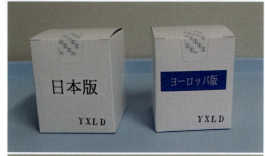
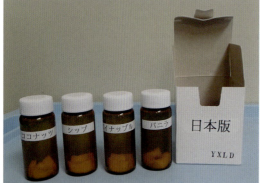

図 3. 嗅覚刺激療法キット

ルファクトメトリーで評価する多施設共同研究が進められている(図 3). 目的は Hummel らの原法による嗅素を用いた場合と同等の効果があることを示すことである. 2023 年の時点で COVID-19 による嗅覚障害の増加により, 対象となる中等度減退の嗅覚障害が減少しており, 被験者のリクルートに難渋している.

5. COVID-19 パンデミック後に生じた嗅覚リハビリテーションの問題点

Hummel らの嗅覚リハビリテーションの原法に用いられている 4 種の嗅素はトレーニングキットとして市販されている. COVID-19 後に嗅覚障害に悩む人たちがこれらを用いてその効果を YouTube で紹介している[16]. 特に芸能人の影響力は大きい. 最初に述べたように, におい分子が嗅神経細胞に到達しない気導性嗅覚障害に嗅覚リハビリテーションの適応はない. 実際に COVID-19 後に続く嗅覚障害の中には副鼻腔炎の増悪によって起こる例を認めることもある. このように適応のない患者が自己判断で嗅覚リハビリテーションを続けている例が新たな問題点となっている. T&T オルファクトメトリーをより普及, あるい

は嗅覚研究用嗅覚同定能力測定用カードキット Open Essence のような定量性のある検査の保険収載を促進することにより定量的に嗅覚を評価できる施設を増やすことで, 正確な嗅覚評価が受けやすくなり, 正しい適応のもとに治療が行えるようになると考える.

現代の我々の生活と嗅覚

1. 嗅覚機能の年齢的変化

ペンシルベニア大学の Doty が開発した UPSIT (University of Pennsylvania Smell Identification Test) の大規模調査によると, 全年齢層において女性のほうが嗅覚同定能は男性よりも勝っており, 加齢によって起こる同定能の低下は男性は 65 歳台, 女性は 75 歳台から始まっている[17]. 本検査は同定能のみを検査しており, T&T オルファクトメトリーならばわかる, 検知能力が下がっているかどうかは不明である.

加齢による嗅覚低下は 66% に認められても, 自覚する人は 15% に過ぎないという報告[18]にあるように, おそらくはにおいの検知ができているために, 認知・同定能が下がっていることに気づかないという状況が考えられる. 日常生活でにおいのみで何かを同定することは少なく, 大抵視覚や味覚刺激が対提示されているからである.

2. 清潔な我々の生活

特に, 若者は自分の体臭が周囲を不快にさせないように留意する傾向が強く, 柔軟剤や制汗剤などにおいにかかわる商品の市場は活況である. これらの使い過ぎによる「香害」という言葉もある. また, 下水道の完全普及などで, 昔ながらの悪臭に曝露されることが非常に少なくなっている. 心理学的に悪臭は強く感じられることが示されていることから, このような悪臭の少ない環境では我々の嗅覚は退化している可能性がある. マスクなどでにおい刺激を抑制した人では嗅覚機能が低下すると報告されている[19].

3. 嗅覚と認知機能

東北大学の神経内科の 3 年間の追跡でパーキン

ソン病の患者で嗅覚同定能が低い場合は，有意にレビー小体型認知症を発症しやすいことが報告[20]されて以来，認知機能と嗅覚の関連が注目されるようになった．Oleszkiewicz らは嗅覚リハビリテーションを行うことで高齢者の認知機能が向上することを報告している[21]．

超高齢社会において認知機能を維持しながら健康寿命を延伸させることが喫緊の課題となっている．悪臭の少ない衛生的な環境の中でも，自らににおいに関心をもち，なるべく多くのにおいを嗅いで自然な嗅覚リハビリテーションを行うことが，嗅覚機能とともに認知機能の維持に貢献することが期待される．

文 献

1) Murphy TH, Corbett D：Plasticity during stroke recovery：from synapse to behaviour. Nat Rev Neurosci, **10**：861-872, 2009.

2) 竹内直行：反復経頭蓋磁気刺激法，経頭蓋直流刺激法を用いたニューロリハビリテーション．道免和久(編)：pp. 207-218，ニューロリハビリテーション．医学書院，2015.

3) 本田哲三(編)：高次脳機能障害のリハビリテーション　実践的アプローチ　第3版．医学書院，2016.

4) Sanes JR, Yamagata M：Many paths to synaptic specificity. Annu Rev Cell Dev Biol, **25**：161-195, 2009.

5) Ennis M, Linster C, Aroniadou-Anderjaska V, et al：Glutamate and synaptic plasticity at mammalian primary olfactory synapses. Ann N Y Acad Sci, **855**：457-466, 1998. doi：10.1111/j.1749-6632.1998.tb10606.x.
Summary ラットの主嗅球で嗅神経細胞と僧帽／房飾細胞の間に長期増強現象(LTP)を誘導させ，シナプス可塑性を機能的に証明した．

6) Ohnishi H, Skerleva D, Kitajiri S, et al：Limited hair cell induction from human induced pluripotent stem cells using a simple stepwise method. Neurosci Lett, **599**：49-54, 2015. doi：10.1016/j.neulet.2015.05.032.

7) Osakada F, Jin ZB, Hirami Y, et al：In vitro differentiation of retinal cells from human plu-

ripotent stem cells by small-molecule induction. J Cell Sci, **122**(Pt 17)：3169-3179, 2009. doi：10.1242/jcs.050393.

8) 志賀英明，三輪高喜：嗅覚障害の疫学(総説)．Prog Med, **35**：619-622, 2015.

9) Konstantinidis I, Haehner A, Frasnelli J, et al：Post-infectious olfactory dysfunction exhibits a seasonal pattern. Rhinology, **44**：135-139, 2006.

10) Langdon C, Lehrer E, Berenguer J, et al：Olfactory training in post-traumatic smell impairment：Mild improvement in threshold performances：Results from a randomized controlled trail. J Neurotrauma, **35**：2641-2652, 2018.

11) Ueha R, Kondo K, Kagoya R, et al：ACE2, TMPRSS2 and Furin expression in the nose and olfactory bulb in mice and humans. Rhinology, **59**：105-109, 2021. doi：10.4193/Rhin20.324.

12) 愛場庸雅，森　淳子，小島道子ほか：COVID-19患者にみられる嗅覚味覚障害の有症率と予後―大阪市立十三市民病院での調査結果から―．日耳鼻会報，**125**：43-49, 2022.

13) Hummel T, Rissom K, Reden J, et al：Effects of olfactory training in patients with olfactory loss. Laryngoscope, **119**：496-499, 2009. doi：10.1002/lary.20101.

14) Hummel T, Kobal G, Gudziol H, et al：Normative data for the "Sniffin' Sticks" including tests of odor identification, odor discrimination, and olfactory thresholds：an upgrade based on a group of more than 3,000 subjects. Eur Arch Otorhinolaryngol, **264**：237-243, 2007. doi：10.1007/s00405-006-0173-0.

15) 三輪高喜：嗅覚刺激療法．小林俊光ほか(編)：pp. 179-182，耳鼻咽喉科イノベーション―最新の治療・診断・疾患概念 ENT 臨床フロンティア．中山書店，2016.

16) Smile Up! Project～嗅覚障害について～千賀健永．https://www.youtube.com/watch?v=lu0I8xPcryU

17) Doty RL, Shaman P, Applebaum SL, et al：Smell identification ability：changes with age. Science, **226**：1441-1443, 1984.

18) Toro MDC, Demarco FR, Giacomin LT, et al：Self-awareness of olfactory dysfunction in elderly individuals without neurodegenerative

diseases. Eur Arch Otorhinolaryngol, **280**：473-478, 2023. doi：10.1007/s00405-022-07614-1.

19) Chen B, Stein A, Olesch FT, et al：Odor deprivation influences human olfactory function. Physiol Behav, **262**：114090, 2023. doi：10.1016/j.physbeh.2023.114090.

20) 武田　篤：重度嗅覚障害はパーキンソン病認知症の前駆徴候である．臨床神経学, **53**：91-97, 2013.

21) Oleszkiewicz A, Abriat A, Doelz G, et al：Beyond olfaction：Beneficial effects of olfactory training extend to aging-related cognitive decline. Behav Neurosci, **135**：732-740, 2021. doi：10.1037/bne0000478.

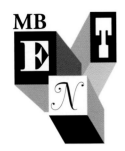

◆特集・リハビリテーションを活かそう―耳鼻咽喉科頭頸部外科領域―
喉頭摘出後のリハビリテーション

四宮弘隆*

Abstract 喉頭全摘出後のリハビリテーションには，主に音声リハビリ，呼吸器リハビリ，嗅覚リハビリが挙げられる．音声リハビリは喉頭全摘により失われた音声の再獲得であり，種々の代用音声方法がある．また，呼吸器リハビリによる下気道の保護，嗅覚リハビリによる失われた嗅覚の再獲得はおろそかにされやすいポイントであるが，QOL の維持において非常に重要な役割を果たす．

　喉頭全摘手術を要する患者の身体的状況や社会的状況は様々であり，いかに個々の患者に適した方法を選択できるかが喉頭全摘出後のリハビリテーションの重要なポイントとなる．そのためには，術前から術後の状態をイメージできるようなかかわり，術後の各段階で，患者の理解度に合わせたリハビリテーションの選択，術後長期経過後も変化に合わせた対応ができるよう，多職種で業務をうまく分担しサポートする体制を構築することが必要である．

Key words 喉頭全摘出術(total laryngectomy)，リハビリテーション(rehabilitation)，代用音声(voice restoration)，呼吸器リハビリテーション(pulmonary rehabilitation)，嗅覚リハビリテーション(olfactory rehabilitation)

喉頭全摘出後リハビリテーションの概要

　喉頭全摘手術は主に喉頭癌や下咽頭癌に対する手術として行われ，時に甲状腺癌や頸部食道癌，また高度の嚥下障害患者に対して誤嚥を防ぐために行われることもある．喉頭を摘出することで，呼吸の通り道，食事の通り道が分離されるため，種々の術後変化が生じる．術後失われた機能を補うためには術後リハビリテーションが重要となる．もっとも重要な変化は発声機能の消失であるが，患者にあった代用音声を適切に用いることで，音声によるコミュニケーションを再獲得することができる．鼻機能の消失による気道の乾燥や喀痰の増加については，HME(heat and moisture exchanger)システムの使用により対策できる．また，嗅覚訓練によりある程度嗅覚も感じることができるようになる．これらのリハビリテーションは喉頭全摘を受けた患者全員に適応されることが望ましい．

　本稿で述べる喉頭全摘出後のリハビリテーションについては筆者らが取り組んでいる GPRJ (Global Post-laryngectomy Rehabilitation Academy in Japan)のテキストに詳説されているので，ぜひ参照されたい[1]．

喉頭全摘出後リハビリテーションの詳細

1．音声リハビリテーション

　音声リハビリテーションにおいて重要なのは，各代用音声の利点・欠点を患者にできる限り理解してもらい，患者の希望や社会背景，家族のサポート状況などに合わせて適した方法を選択することである．そもそも喉頭全摘手術をすると声が出なくなることを理由に手術を拒否されることもあり，代用音声の正しい理解を得ることは手術の

---

* Shinomiya Hirotaka，〒650-0017 兵庫県神戸市中央区楠町 7-5-1　神戸大学医学部附属病院耳鼻咽喉・頭頸部外科，特命准教授

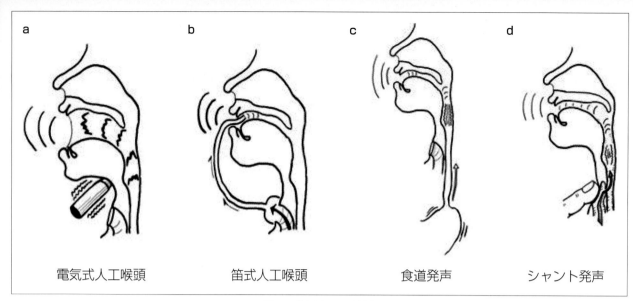

図 1. 代用音声の種類

適応を考えるうえでも非常に重要となる.

まず喉頭全摘の適応を検討している段階から,喉頭全摘手術後の代用音声について説明し,理解を得る.筆者の施設では医師,外来看護師から概要を外来で説明する.喉頭全摘の書籍を用いて説明し,動画を見てもらい,イメージをもってもらうように努めている.喉頭全摘手術の入院後に言語聴覚士が具体的に各代用音声について説明している.

1) 代用音声の種類(図 1)

喉頭全摘出後の音声再獲得の方法には大きく分けて,電気式人工喉頭,笛式人工喉頭,食道発声,シャント発声がある.電気式人工喉頭は振動を発生する器具を頸部に当て,振動を口腔に伝えることで発声する方法である.習得は比較的容易であるが抑揚がなく機械的な音声となる.笛式人工喉頭は呼気により振動するバルブを気管孔に当て,呼気を送るとバルブの振動がチューブを通じて口腔内に送られ,発声できる方法である.食道発声は食道内に意識的に空気を飲み込み,吐き出すことで咽頭の粘膜を振動させて発声する方法である.器具を必要とせず,両手を使わずに発声できる利点がある.ただ習得に時間を要することが難点である.シャント発声ではボイスプロステーシスを用いた方法と,用いずに手術方法の工夫でシャント孔を作成する方法がある.ボイスプロステーシスは本邦では現在プロヴォックスが使用できる.ボイスプロステーシスを用いない発声方法には天津式気管食道瘻作成術などがある.代用音声にはどれが優れているということではなく,発声方法にはそれぞれ利点・欠点があるため,患者に合った方法を相談していく必要がある.それには患者の生活環境,家族環境,経済的な環境なども考慮に入れる必要がある.また,身体障害(音声言語機能 3 級)の申請を行うことで電気式人工喉頭,吸引・吸入器,喉頭摘出者用人工鼻の助成が受けられる.

2) 代用音声の選択

代用音声の選択には前述したように術前からの介入が重要となる.術前の説明により当初からシャント発声を希望する場合には,条件が合えばボイスプロステーシスの一期的挿入を考慮できる.この場合,術後早期から発声ができる可能性が高く有用であるが,適応は十分検討しておく必要がある.

術後早期から電気式人工喉頭による発声訓練が可能となる.電気式人工喉頭は助成で安く購入でき,習得率も高い.そのため,のちに食道発声やシャント発声を希望する患者に対しても必ず電気式人工喉頭は指導するようにしている.そうすることで食道発声習得までの間や,シャント発声がうまく出ないときにも代用として使用でき,一度

使えるようになっておくと便利である.

笛式人工喉頭は近年使用されることが減ったが, 比較的明瞭な音声が得られる方法である. 発声のエネルギー源は呼気であり, もともとの発声のイメージと近いため, 習得もしやすい. また, 頸部が固く電気式人工喉頭では明瞭な音声が得られない症例でも使いやすい. ただ, 口内にチューブの先をくわえて発声するため, 衛生面の問題や見た目の問題があり, 敬遠されることが多いものの, 重要な代用音声方法の一種である認識をもつことが重要である.

食道発声は習得率がやや低く, 特に空腸再建の例では苦戦することが多いが, 習得できればコストもかからずハンズフリーで会話できる有用な方法である. 本邦では患者会を中心に指導が行われていることが多い.

シャント発声は多くの症例で使用可能で, 高い音声獲得率が得られるが, コストがかかる点, メンテナンスが必要な点, 気管孔を閉鎖して発声する必要がある点など適応を十分に検討しておく.

3）電気式人工喉頭の訓練

前述のように電気式人工喉頭は喉頭全摘出後早期から訓練が開始できる. ただ, 術後すぐは頸部の腫脹があり, 頸部に当てても振動が伝わりにくいことが多く, 頬に当てて使用したり, 口内に振動を伝えるコネクタをつけて使用したりするのがよい.

器具の振動が口内に伝わる間隔を感じてもらう. また, 口の形を明確に動かすことを意識させる. 有喉頭の時の感覚で発声時に呼気を出してしまうと, 呼気音が妨げになるため, 呼気を出さない意識も説明する. 初めは母音で形成された単語から開始し, 子音の入った単語と練習していく. ある程度明瞭となれば, 短文の訓練を行う. 文節の切れ目でボタンを一度 Off にして文節を区切ると理解しやすくなることを伝え, On, Off の訓練を行う. 頸部に当てて振動が伝わるようになれば, 一番伝わりやすい位置を見つけ, その位置に当てる訓練を行う.

4）シャント発声の訓練

シャント発声を開始する際に重要なのは発声の原理を十分に認識できるよう指導することと, 無理に声を出そうとして過緊張にならないように注意することである.

初めに声を出そうという意識ではなくて楽な息をするイメージで「ハー」と息を吐いてもらう. 何度か繰り返してから呼気に合わせて軽く気管孔を閉鎖する. この際, HME を使用していると軽い力で気管孔の閉鎖ができるので便利である. 初めは「h」で開始し, h で始まる単語につなげていくと過緊張の癖がつきにくい. 続いて文章の練習を行う. ここでは気管孔を閉鎖するタイミングを練習する. 特に空腸再建の場合, 腸の収縮に合わせて声が抜けにくくなることがあることを説明し, 声が出ない際には力をこめずに少し間をおいてもう一度発声してみるように促す.

シャント発声で発声ができないということをたまに経験する. その際には, ① 気管孔の閉鎖, ② 呼気の供給, ③ ボイスプロステーシス, ④ 音源, ⑤ 声道に分けて, 系統立てて原因を探るとよい. まず, ① 気管孔の閉鎖が適切にできているかを確認する. HME であれば空気の漏れがないか, 指であれば隙間がないかを見る. ② 呼気が弱すぎると咽頭部の抵抗に勝てず, 呼気が抜けないことがある. ボイスプロステーシスから通気を行って発声ができている場合には呼気の弱さが要因の一つとして考えられる. ③ ボイスプロステーシスの弁のつまりがないか確認する. 一度ブラッシングを行うとよい. また, 経鼻内視鏡で食道側の状態を確認し, 異物や肉芽など遮るものがないかも確認する. ④ シャント発声では新声門が振動源となるが, 新声門が狭窄や過緊張などで閉まりすぎると通気しなくなる. これも内視鏡で狭窄部位がないか確認し, 発声時に過度の咽頭収縮がないか確認する. 過緊張が疑われる場合にはマニピュレーション法（舌根部に頸部から指をかけ, 前上方に引き上げる）を用いると通気することが多い. ⑤ 声道が広すぎて新声門が形成されず低緊張性の発

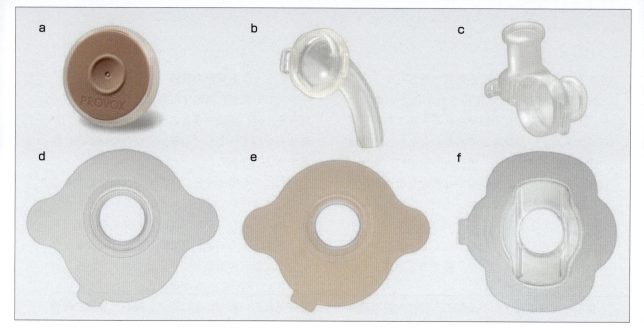

図 2. HME システムの種類
a：HME カセット．目の細かいエキストラモイストと目の粗いエキストラフローがある．
b，c：管状接続器具．ラリチューブ(b)およびラリボタン(c)
d：フレキシダーム
e：オプティダーム
f：スタビリベース

声になることがあり，特に空腸再建例でみられる．この場合は頸部から新声門の位置を軽く圧迫することで，新声門の閉鎖を得やすくなり，より明瞭な発声が得られる．

2．呼吸器リハビリテーション
1）呼吸器リハビリテーションの必要性

喉頭全摘者が自覚する身体的変化に，鼻呼吸の喪失による下気道症状が挙げられる．喉頭全摘者の吸気は鼻腔を通過しなくなり，下気道に到達する空気の加温，加湿が失われることが要因となり，特に，冬場は全国的に寒冷，乾燥した空気に喉頭全摘者は悩まされる．喀痰，咳嗽は多くなり，炎症を合併すると出血性気管支炎の誘因となる．また，肺炎のリスクが上がったり睡眠の質の低下にもつながる．身体的負担もあるが医療経済的にも不利な現象である．従来はエプロンガーゼや加湿器などを用いていたが，その加湿効果や防塵効果は十分ではなく，HME システムを使用することによる呼吸器リハビリテーションが推奨される．HME システムの効果を示した報告は多数ある．外気温 22℃，湿度 40％の環境で，健常成人では気管内の温度・湿度は 31℃，90％以上となるが，エプロンガーゼのみの喉頭全摘患者では 27℃，50％にしかならないのに対して HME 使用患者では 30℃，70％に上昇するとされる[2]．他にも HME の使用により気道イベントの減少，咳の減少，痰の減少，睡眠の質の改善，患者満足度の向上などの効果が報告されている．また，HME を使用することで気道抵抗がかかるため肺機能の低下を防ぐことや，PEEP がかかることにより COPD（慢性閉塞性肺疾患）患者の呼吸機能改善にも効果が期待できる．

2）HME の種類，使い分け

HME はフィルター構造になっている HME カセットと，それを固定する土台の組み合わせで使用する．2024 年 4 月現在，本邦では 4 種の HME カセットを使用できる．土台としてはシール型のアドヒーシブとチューブ型のラリチューブ，ラリボタンがある．HME の種類を図 2 に示す．

HME カセットでは日中用として「モイスト」と

「フロー」がある．まず加湿効果の高いモイストを試し，呼吸抵抗感が強い場合にはフローを使用する．普段はモイストを使い，活動の多い時にはフローを使用するなど使い分けもできる．夜間の強い加湿効果を狙った「ルナ」があるが，アドヒーシブの貼り替えの手間があり，本邦ではあまり使用されていない[3]．

アドヒーシブではまず柔軟で粘着度の高いフレキシダームを用い，肌の弱い患者にはオプティダームを用いる．気管孔の形状も考慮して楕円形か円形を選ぶが楕円を用いることが多い．気管孔が深く，剥がれやすい患者にはシリコンプレートの入ったエキストラベースやスタビリベースを使用する．特に，シャント発声の患者でハンズフリーを用いている場合にはシリコンプレート付きのほうが剥がれにくい．

チューブ型の土台としてラリチューブ，ラリボタンがある．アドヒーシブで皮膚障害が出る患者や気管孔狭窄しやすい患者，フリーハンズを使用する患者に使用することが多い．ラリボタンは気管孔の入口部に引っかかりがある患者に使用しやすい．ラリチューブは気管孔が狭めの患者に使用しやすく，隙間ができないサイズを選択するのが重要である．ただ，ラリボタンと違って固定されていないため，バンドやラリクリップを使って固定する必要がある．

2024年4月現在は上記のもののみが使用可能であるが，海外ではHME Lifeが使用可能となっており，本邦でも近日導入される見込みである．海外の報告では呼吸器に関する症状の改善効果が示されている[4]．導入された際にはさらに患者のライフスタイルに応じたHMEの使い分けができるようになるため，これらの指導はさらに重要性を増すものと考える．

3．嗅覚リハビリテーション

喉頭摘出後には永久気管孔を介しての呼吸になるため，鼻への空気の流入が阻害される．そのため，嗅覚の鈍麻・喪失を訴える患者が多い．ただ，嗅覚機能そのものを失ったわけではないため，鼻腔への気流を起こすことで，においを感じることが可能となる．においがわかるということは日々の生活の質が向上するだけでなく，腐ったもののにおいが判別でき，ガス漏れのにおいを察知できるなど，危険から身を守ることにもつながる．なるべく早期に取り組むことが望ましい．以下にNAIM（鼻腔通気）法の方法を示す．① 口唇を閉鎖する．② 口腔内にスペースを作るように，下顎と舌，口腔底をゆっくりと下方へ動かす（口の奥の方を広げるイメージで行う）．③ もとに戻す．④ この上下の動きをゆっくり，繰り返し行う（この間，静かに呼吸する）

現在，本邦では「りすめる」という嗅覚リハビリ器具が市販されている．「りすめる」の先を鼻に入れ，NAIM法を行うと，気流が発生していれば泡が発生し，視覚的に確認しながら鼻腔気流が発生していることを確認できる．NAIM法により嗅覚が回復することは多くの論文で示され，手術後早期から訓練を開始することが推奨される[5]．

リハビリテーションの実例

1．症例（HMEの選択）

75歳，男性．喉頭癌（T4aN0M0）に対して喉頭全摘手術の予定となった．外来で喉頭全摘手術が必要である旨を説明のうえ，「新しい声と生きる」（メディカルレビュー社）といった書籍や院内の喉頭全摘に関する説明文書を紹介する．外来レベルで喉頭全摘手術後の状況をできるだけイメージしておいていただくことが大事である．

手術前日に入院し，言語聴覚士からHMEおよび代用音声についてのオリエンテーションを行う．コロプラスト社が配布している，HMEとその周辺器具が一式となった「カミングホームキット」を用いて，製品の内容を説明している．

手術翌日になり，気管孔の状態を主治医と言語聴覚士で確認する．創の状態に問題がなければ早期にHMEを使用していくことが望ましい．本例では皮膚の状態に問題はないと判断したが，術直後であり皮膚に優しいオプティダームを選択し

た．また，HME としては目が細かく，加湿効果が強いエキストラモイストを使用した（もし呼吸抵抗を強く感じるようであればエキストラフローに変更するとよい）．気管孔創部をよく視認したい場合にはラリチューブといった管状の接続機具を使用するとよい．

術後 10 日目にオプティダームだと剝がれやすいことが問題となった．皮膚の状態に問題がなかったため，より粘着性の強いフレキシダームに変更した．この際に患者本人にアドヒーシブの貼付方法を言語聴覚士が指導した．手順としては，① アドヒーシブを貼付する皮膚にスキンバリアを塗布し，しばらく乾くのを待つ．② アドヒーシブのシールを剝がす．③ 気管孔の中心より少し下にくるように当て，中心から外に向かってなるべくしわにならないように皮膚に密着させる．この際に大きめの鏡をおいて患者自身に確認してもらいながら行うのがよい．

同様の時期に希望者には前述の「りすめる」を用いて嗅覚リハビリを指導した．

術後 25 日目に退院した．術後も順調に経過し，プロヴォックスの挿入を希望され，術後 90 日目にプロヴォックス挿入手術を施行した．シャント発声を開始すると，アドヒーシブの剝がれが目立つようになり，空気が漏れて発声がしにくい状態となった．やや深めの気管孔であったため，皮膚との接着面が少なく浮きやすいことが原因と考え，アドヒーシブをスタビリベースに変更した．アドヒーシブの剝がれは起こりにくくなり，最終的にはフリーハンズフレキシボイスを用いて，発声可能となった．

本例のように手術後から段階に応じて，最適な製品を選択していくことが大事で，皮膚の状態もみながら状態にあった提案ができることが重要となる．本例は高齢でもあり，初めは自己でのアドヒーシブの貼付に苦慮したが，言語聴覚士のみならず看護師も貼付の訓練を行うことで，入院中には手技を習得して退院できており，特に多職種での対応が重要である．

2．症例（シャント発声のリハビリテーション，過緊張発声例）[6]

73 歳，女性．喉頭癌（T3N0M0）に対して喉頭全摘術を施行．術後化学放射線治療を施行した．当初よりシャント発声の希望があり，放射線治療終了後約 1 か月でプロヴォックス挿入手術を行った．手術直後から気管孔を徒手で塞いでも呼気が抜けず，発声できなかった．喉頭内視鏡所見では発声しようとすると咽頭上部が強く収縮し，呼気の吹き上げは認めなかった．プロヴォックスから送気を行うと通気でき，咽頭の振動も生じていた．これらから，発声困難の要因は ① 気管孔の閉鎖，② 呼気の供給，③ ボイスプロステーシス，④ 音源，⑤ 声道，のうち ⑤ 声道が過緊張によって狭窄することで通気が得られないこととアセスメントした．

そこで，喉頭内視鏡下にマニピュレーション法（図 3-a）を行うとわずかに通気がみられ，発声が可能であった．その後，リラクゼーションやマニピュレーション法を継続するも，安定した発声には誘導できなかった．次に，甲状咽頭筋あたりを狙いリドカインの局注を行うと，施注直後は発声可能となるものの，効果が切れるとやはり発声困難となり汎化は難しかった．

緊張を和らげる手法では効果が出にくいため，有喉頭者において呼気流を適正化し，共鳴腔である咽頭腔を広げることで声帯振動を促進させることを目的とした手法である SOVTE（semi-occluded vocal tract exercise）を応用して用いることとした．特に，WRT（water resistance therapy）を用いた（図 3-b）．ペットボトルに水を入れ，口にくわえたストローの先を水に入れた状態で発声することで，口腔内圧が上昇し，呼気の逆流が起こる結果，咽頭腔の拡大に働くと推測した．本方法を用いることで，徐々に発声可能となり，現在は日常会話に支障なく発声可能となった．プロヴォックス挿入後すぐに発声が可能となると期待していたため，当初は声が出ずにがっかりしていたが，発声練習を通してリハビリをすれば発声が

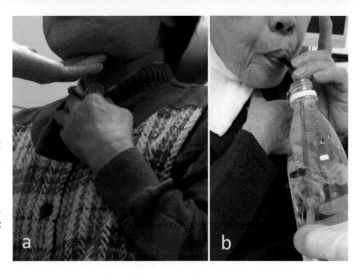

図 3.
過緊張をとるリハビリ
　a：マニピュレーション法．舌根部あたりを前上方に引き上げるようにすることで過緊張をとる方法
　b：WRT（water resistance therapy）．ペットボトルに水を入れ，口にくわえたストローの先を水に入れた状態で発声する．

可能となる実感を徐々に得ていくことで，前向きに取り組まれ，現在では外来でも楽しく会話をしてくれるようになった．家族ともコミュニケーションが取れるようになり大変喜ばれている．

シャント発声では多くの症例では挿入直後から発声が可能であることが多いが，発声困難例に遭遇した際に，その要因を適切にアセスメントし，要因を除去する手段を適切に講じることが重要となる．

まとめ

喉頭全摘手術を要する患者の身体的状況や社会的状況は様々であり，いかに個々の患者に適した方法を選択できるかが喉頭全摘出後のリハビリテーションの重要なポイントとなる．そのためには，術前から術後の状態をイメージできるようなかかわり，術後の各段階で，患者の理解度に合わせたリハビリテーションの選択，術後長期経過後も変化に合わせた対応ができるよう，多職種で業務をうまく分担しサポートする体制を構築することが必要である．

文　献

1) 日本頭頸部癌学会ホームページ．http://www.jshnc.umin.ne.jp/pdf/GPRJ_text_2020.pdf
   Summary　喉頭全摘術後のリハビリテーションについてまとめられたテキスト．
2) Zuur JK, Muller SH, Vincent A, et al：The influence of a heat and moisture exchanger on tracheal climate in a cold environment. Med Eng Phys, **31**(7)：852-857, 2009.
3) Mayo-Yáñez M, Balboa-Barreiro V, Lechien JR, et al：Improving heat and moisture exchanger therapy with a hydrogel base adhesive in laryngectomised patients：an open, randomised, crossover trial. J Laryngol Otol, **136**(10)：917-924, 2022.
4) Ward EC, Hancock K, Boxall J, et al：Post-laryngectomy pulmonary and related symptom changes following adoption of an optimal day-and-night heat and moisture exchanger (HME) regimen. Head Neck, **45**(4)：939-951, 2023.
   Summary　新しいHMEシステムのQOLに対する有用性を従来のものと比較した論文．
5) Ishikawa Y, Suzuki M, Yanagi Y, et al：Efficacy of Nasal Airflow-Inducing Maneuver in Laryngectomy Patients：A Retrospective Cohort Study. Laryngoscope, **130**(8)：2013-2018, 2020
6) 岩城　忍，高橋美貴，戸田幸歩ほか：気管食道シャント術後の過緊張発声に対しwater resistance therapyが奏功した2例．音声言語医学，**65**：103-107, 2024.

睡眠関連書籍のオススメ

ストレスチェック時代の 睡眠・生活リズム改善実践マニュアル
―睡眠は健康寿命延伸へのパスポート―

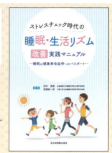

■編集　田中秀樹・宮崎総一郎
　2020年5月発行　B5判　168ページ　定価3,630円（本体3,300円＋税）

睡眠に問題のある患者さんに、どのように指導・説明し、生活習慣やストレスを改善するのか？　子どもから高齢者まで誰にでも実践できる睡眠指導のノウハウをまとめました！

小児の睡眠呼吸障害マニュアル 第2版

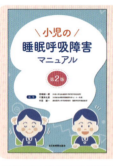

■編集　宮崎総一郎・千葉伸太郎・中田誠一
　2020年10月発行　B5判　334ページ　定価7,920円（本体7,200円＋税）

ロングセラー待望の第2版！病態、診断、治療を完全網羅し、さらに周辺疾患も独立した項目として丁寧に解説し、より理解が深まる一冊になっています！

読めばわかる！　臨床不眠治療
―睡眠専門医が伝授する不眠の知識―

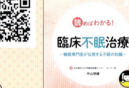

■著者　中山明峰
　2019年6月発行　B5判　96ページ　定価3,300円（本体3,000円＋税）

不眠治療に関わるすべての医師に必要な不眠の知識をわかりやすく解説しています！

ここからスタート！　睡眠医療を知る
―睡眠認定医の考え方―

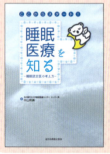

■著者　中山明峰
　2017年6月発行　B5判　136ページ　定価4,950円（本体4,500円＋税）

睡眠のメカニズムから、問診、検査、治療計画、睡眠関連薬処方、さらには中日新聞にて掲載されたコラム50編もすべて収録しています！

睡眠からみた認知症診療ハンドブック
―早期診断と多角的治療アプローチ―

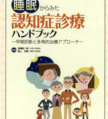

■編集　宮崎総一郎・浦上克哉
　2016年9月発行　B5判　146ページ　定価3,850円（定価3,500円＋税）

認知症や脳疾患の予防には脳の役割を知り、適切な睡眠を確保することが重要であり、睡眠の観点から認知症予防と診療に重点をおいてまとめられた一冊です！

全日本病院出版会　〒113-0033　東京都文京区本郷3-16-4　Tel：03-5689-5989
www.zenniti.com　Fax：03-5689-8030

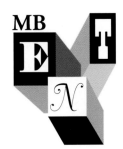

◆特集・リハビリテーションを活かそう―耳鼻咽喉科頭頸部外科領域―
味覚障害のリハビリテーション

任 智美*

Abstract 味覚は可塑性の高い感覚の一つではあるが，現時点では嗅覚とは異なり味覚障害の治療としてリハビリテーションという概念は確立されていない．理由として味覚伝導系は複雑なうえに，唾液量，ホルモン，情緒，嗅覚などの他の感覚などが，味覚の感度や強度知覚に影響を及ぼすからである．また「基本6味の感度の改善」だけでなく「おいしく食べられる」ことが患者の望みであり，味覚機能のみならず食欲全般を診る必要がある．

　健常人や疾患をもつ患者を対象として，トレーニングや摂取制限などの介入を行って味覚閾値を改善させたという報告も存在する．今後，健常人において味覚トレーニングにより味覚感度を向上させることで塩分・糖分摂取制限につなげられるか，また味覚トレーニングや摂取制限が数少ない味覚障害の治療法になりうるかなど一つひとつ検討していく必要がある．

Key words 味覚トレーニング(taste training)，味覚ホルモン(taste hormone)，味覚リハビリテーション(taste rehabilitation)，扁桃体(amygdala)，味蕾(taste bud)

はじめに

　狭義の味覚とは甘味，塩味，酸味，苦味，うま味，脂肪味の基本6味で構成されている．摂取した食物は咀嚼され，味物質が唾液に溶解し味細胞に発現する味覚受容体と結合する．さらに末梢神経を通り，各味覚情報は孤束核に収束し，視床を経て島皮質(第1次味覚野)に，さらにそこから眼窩前頭皮質(第2次味覚野)に投射する．大脳皮質野からの情報は扁桃体に，さらに視床下部に送られる．扁桃体は嗜好の評価，情動的反応の発現，脳内物質の放出の誘導，また視床下部は食行動とそれに伴う感情表出を支配している[1]．

　嗅覚と同じく味覚系も本質的に可塑性の高い感覚ということができ，味覚のトレーニングやリハビリテーションは発想されやすいものである．嗅覚と味覚は中枢において一部は同部位で情報処理・統合されること，嗅覚は風味として味覚とともに「食事の味」の一端を担うこと，また両感覚の相互作用などの観点から類似した感覚とみなされ，非専門家の間では時に同様に扱われてしまうことがある．しかしながら，嗅覚と味覚は実際密接に関係する感覚ではあるものの，末梢においては大きく異なった伝達システムをもつ．

　現時点では味覚障害の治療としてリハビリテーションやトレーニングの有用性に関する知見はほとんどみられず，確立されていない．

　味覚障害患者に対して味覚のリハビリテーション目的にトレーニングを確立させることには難しい要素がある．1つ目に味覚の感度や知覚強度には様々な全身的因子や環境が関係することが挙げられる．味刺激は，唾液量，消化液分泌，ホルモン分泌などを介して食事の摂取を調節し，身体を維持しているが，これらの条件が味覚感受性の変化を引き起こすことが知られている[2]．2つ目として日常的な出来事によって誘発される情動状態によっても味覚強度は左右されることである[3]．3つ目として，味覚障害患者が望む「味覚の回復」は，料理人でなければ基本的には「基本6味を判別する能力の向上」ではなく，「食べ物を味わう(おい

---

* Nin Tomomi, 〒663-8501 兵庫県西宮市武庫川町1-1 兵庫医科大学耳鼻咽喉科・頭頸部外科，講師

しく感じる)能力の回復」であるということである．味覚障害の診療は味覚機能のみを診るだけでは患者の満足につながることは少ない．味覚を「おいしさ」や「食欲」など広義にとらえられ，それらにも配慮した対応が必要となる．4つ目に味覚障害の病態は様々で，解明されていることも多くはないため，リハビリテーションやトレーニング適用の決定が難しいことである．味覚障害に対する病態理解を深めるとともにトレーニングが味覚伝導路においてどこの機能を高めるかを検討する必要がある．このよう複雑な一面はあるものの味覚障害診療においてエビデンスをもつ治療法は少なく，治療効果が得られない例の治療法を新たに確立していく必要もあることから可能性のある治療法の有用性を一つひとつ検証していくことは重要であると考える．今回は，「味覚の可塑性(影響する要因)」，またエビデンスには乏しいが「味覚障害におけるリハビリテーションの立ち位置」を軸に話を進めていきたいと思う．

健常人における味覚トレーニング

近年の報告で，濾紙ディスク法のキットであるテーストディスク®を用いて味覚トレーニングを行った結果，健康な成人で各味質に対する味覚認知閾値が低下し，味覚感受性の向上が示唆された．味覚障害の治療におけるアプローチになりうると結論づけられているものの，リミテーションとして，「受容器から中枢まで正常な健常人において有用であり，味覚障害患者に対する効果は不明」「持続期間が不明」などが挙げられている[4]．また「トレーニングにおいて味覚機能が向上する機序」や「閾値が低くなることが満足度(または感覚強度)の改善につながるのか」などの検討が必要である．さらに残念なことには，濾紙ディスク法が容易に手に入るということでトレーニングに使用されていたが，現在販売終了となったため各施設で味溶液を作製する必要があり，ハードルが高くなってしまった．

しかし，この研究結果をふまえて「健常人にお

いて塩分・糖分摂取の過剰防止につながるか(認知強度や嗜好の問題はあるが)」「加齢性を含む特発性味覚障害に対する治療法になりうるか(後述のように正しく診断することが前提となる)」といったテーマにつなげられるのではないかと思う．

摂取制限による味覚閾値の改善

以前の報告では，慢性腎疾患では塩味の認知閾値が健常人と比較して有意に高くなり，また短期間であってもナトリウム制限により塩味の認識閾値が改善したとある[5]．筆者らは高血圧治療のために簡便かつ効果的にナトリウムを制限するためには，医師は慢性腎疾患の患者の味覚障害にもっと関心をもつべきであり，普段の臨床の中で味覚を評価すべきであるとしている[5]．しかし，制限しすぎるとアルドステロンが上昇し，神経応答が悪くなることも考えられるため，あくまでも中枢(認知)に変化が生まれる程度が必要となるであろう．

また，BMI≧30症例において健常人と比較して甘味やうま味では有意な差はみられなかったが，脂肪味の閾値が有意に上昇していた．次に，体重減少のための肥満プログラムが行われ，それは運動(有酸素運動30分/日)と，総エネルギー(1,200〜1,800 kcal：20〜25 kcal/IBWkg)を減らしたバランスのとれた食事(タンパク質15〜17%，脂肪22.5〜25%，炭水化物59〜63%)に重点を置いたものであった．その減量プログラム後には脂肪味の閾値が有意に低下していたという報告もある[6]．これらのように閾値を低下させるためには刺激を与えたりトレーニングしたりするより，摂取制限が有用であることもある．

味覚の可塑性と変動

味覚の障害部位は，受容器(味蕾)，末梢神経(鼓索神経，舌咽神経，大錐体神経)，中枢神経(器質性，機能性(心因性含む))，唾液分泌低下による伝導障害に分類できる．下記に受容器，末梢神経，中枢における味覚伝導路の可塑性と変動する条件について言及する．

1．味　蕾

味蕾を構成する味細胞は，哺乳類では10日ごとに入れ替わる可塑性の高い細胞である．味細胞の代謝に必要なのが亜鉛などの微量元素やビタミンであり，特に亜鉛内服療法は日本において味覚障害に対してもっとも行われている治療法である[7]．その他にも薬剤，感冒，全身疾患，医原性，外傷などは味細胞障害の原因になりうるが，不可逆的な細胞障害の場合，現時点で有効な治療法はなく，今後味蕾オルガノイドの活用など味細胞が再生する治療法が期待される．しかしながら，今ある味細胞（味覚受容体）の代謝や機能が特定の味刺激により回復するという報告はほとんどみられない．というのは，味細胞の神経生物学における変化には，ホルモンや全身性の因子の影響が大きいからである．

味覚受容体は消化管を含む全身に存在しており，直接大脳皮質に味覚認知が意識に上るわけではないものの何らかの役割をもつ．また，複数の消化管ホルモンは味覚情報伝達にも関与している．食欲，血糖値の維持，満腹感，体内塩分濃度をコントロールするホルモンは，味細胞から産生されたり，また味細胞に作用を及ぼしたりするものがあり，味覚の感度や閾値，嗜好を変化させる．たとえば，味覚に関するホルモンとしてコレシストキニンやVIP（血管作動性腸管ペプチド），GLP-1（グルカゴン様ペプチド），NPY（ニューロペプチド），グレリン，レプチンなどが挙げられる[2]．また，他にも味細胞にはレニン・アンギオテンシン系が存在し，塩味の感度を変化させることで塩分調節しているといわれており，味細胞にはミネラルや食欲を調節するメカニズムが備わっているといえる[8]．

2．味覚の末梢神経

別稿に記載（pp. 41-48）される嗅覚のリハビリテーションである嗅覚刺激療法は，嗅覚刺激により嗅神経-僧帽細胞間のシナプス可塑性を誘導するもので嗅神経性嗅覚障害の治療として用いられている[9]．嗅覚受容器である嗅細胞はニューロンでありながらも再生能力が高いため，リハビリテーションに適しているといわれている．味覚と嗅覚のニューロンの異なる点として，嗅覚は一つの嗅神経細胞に1種類の受容体が発現しているが，味覚は味細胞で受け取った情報はシナプスを介して（Ⅲ型細胞において）ATP（アデノシン三リン酸）などの神経伝達物質により味覚神経に伝達されることが挙げられる．したがって，感冒後嗅神経障害のように，感冒ウイルスが味細胞を介して各領域を支配するそれぞれの末梢神経に侵入して全領域の神経が障害されることは考えにくい．

前述のように終生嗅神経細胞は新生を繰り返すが，味覚の末梢神経は常に新生を繰り返しているわけではない．味覚神経は何らかの原因で障害されると味細胞は変性し，機能を失う．しかし，味覚神経も再生力をもつ神経であるため，末梢まで再生すると味細胞は再形成される．いかに神経が再生し，再形成された味細胞が神経の再支配を受けるかということが重要となる[10]．

味覚の末梢神経システムも複雑である．嗅神経と異なり，脳神経の本幹ではなく，舌前2/3は顔面神経の枝である鼓索神経，舌後1/3は舌咽神経舌枝，口蓋垂は顔面神経の枝である大錐体神経が味覚を支配し，また味覚の意識にはのぼらないものの咽頭喉頭は迷走神経の枝である上喉頭神経，舌咽神経咽頭枝が支配し，嚥下機能に関与する．このように味覚をつかさどる末梢神経は嗅覚のようにシンプルではなく，各脳神経の枝で，それらの走行は複雑であるため，加齢など様々な要因に対して障害されにくく頑健といわれる．嗅覚と異なり手術や末梢神経疾患以外で味覚神経障害に遭遇することは少ない．また障害されたとしても末梢神経のみの障害では口腔内全体で味覚消失を起こすことは考えにくい．

もっとも障害されやすい味覚神経は，中耳手術時や歯科処置時に障害されうる鼓索神経である．発達途中にある鼓索神経の場合，神経や味蕾が再生して味覚受容体が機能をもつ前に味覚刺激がないと孤束核において鼓索神経終末が機能しないと

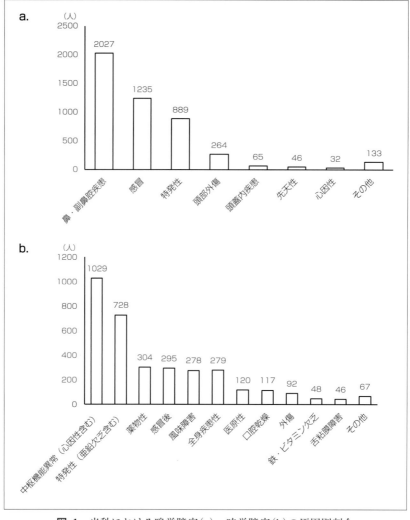

図1. 当科における嗅覚障害(a)・味覚障害(b)の原因別割合
嗅覚障害では鼻・副鼻腔疾患がもっとも多く,次に感冒後であった.それに比して味覚障害患者ではもっとも多いのが心因性含む中枢機能異常であり,それ以外でも病態は様々であることが示唆される.

いう興味深い報告もあるが[11],現時点ではまだトレーニングなどで神経再生が促されたという報告は渉猟し得たかぎりみられない.どちらかというと神経の再生を促す条件も現時点では脳由来神経栄養因子(BDNF)などの因子の存在である[12].

3. 中枢神経

脳卒中,脳腫瘍,頭部外傷などの中枢の器質的障害により起こる味覚障害は比較的稀であり,かつ味覚障害単独例は頻度が低い.味覚障害における原因として多くを占めるのは中枢機能異常である(図1).中枢機能異常の原因として,精神疾患,頭部外傷,心因ストレス,加齢などが挙げられる.

今後の味覚診療や研究の発展において焦点となるのは脳機能ではないかと考えている.未解明な部分が多い領域ではあるが,リハビリテーションやトレーニング,子どもに対する味覚教育などにおける「味覚機能の発達」は脳機能に依存する要素が強いといえる.

様々な脳内物質は,「味覚を感じる強度」や「おいしさ(快感)」「食欲」「食行動」などに影響する.βエンドルフィン,カンナビノイド,ベンゾジアゼピン,ドーパミン,オキシトシンなどは食行動促進に働く一方,レプチン,インスリン,ヒスタミンなどは摂食抑制に働く[1].ストレスや感情的

なイベントにおいてヒトの味覚は何らかの変化をきたすことは知られている[3]．古典的な味覚である甘味やうま味はストレスや否定的な気分操作にさらされると弱く感じ，嫌悪的な苦味や酸味は強く感じられるようになり，感情の変化により食物の快楽的特性が変化する可能性が示唆されている[3]．日常的診療における味覚検査にて心因性含む中枢機能異常例では様々な結果になりうるが，味質により解離がみられたり，脳機能低下時には検知閾値と認知閾値の解離がみられたりすることがあり，診断の補助に役立つ．

中枢機能異常例に対してベンゾジアゼピン系，NaSSA（Noradrenergic and Specific Serotonergic Antidepressant），SSRI（Selective Serotonin Reuptake Inhibitors），SNRI（Serotonin and Norepinephrine Reuptake Inhibitors）などの向精神薬投与などが行われるが，リハビリテーションの方面ではストレスの緩和や心理カウンセリングなど精神医学的リハビリテーションが適応になり，必要があれば臨床心理部にコンサルトを行っている．

リハビリテーションやトレーニングが適していそうな味覚障害例

図1に当科嗅覚味覚外来における嗅覚障害と味覚障害の原因別割合を示す．嗅覚障害では，治療が確立されている鼻・副鼻腔疾患がもっとも多く，感冒後が次いで多い．感冒後の神経障害に嗅覚トレーニングはよい適応となる．味覚障害の場合は前述のように病態が明確ではないものが多く，適応の決定はむずかしいが，もっとも頻度が高く治療にも難渋することが多く，条件をつけてのトレーニングに対して可塑性が期待できるのは中枢機能である．

味覚の症状は，主に味覚低下・減退（味が薄い），味覚消失・脱失（味がしない）のような量的味覚異常と自発性異常味覚（何も食べていないのに特定の味がする），異味症（本来と味質が異なる），悪味症（なんともいえない嫌な味になる），味覚過敏（味がきつく感じる）のような質的味覚異常に分類

される．このうち中枢神経機能異常における質的異常の一部は「味覚認知の歪み」ととらえられ，口腔神経症である．扁桃体の活動性が亢進していることが考えられるため，歪みが生じる味刺激を意識し続けると，扁桃体が過剰な活動をし続けることにつながる可能性があり，不安や恐怖，抑うつ状態の悪化，また精神障害につながる可能性も否定はできない．私見ではあるが，実際の診療において色々試行錯誤した結果，中枢機能異常による異味症に対しては「歪みが大きいものはなるべく避けるように（意識を外すように）」してもらっている．また，中枢機能異常により甘味に対する認知機能が低下している味覚障害例に対してパイロット的に味覚訓練を行ったところ，「甘味と塩味の違いもわかり，検査では答えられるようになったが，日常では全く感じることができず，おいしくない」という言葉が発せられた．また，違う例では「甘いと答えられるが，甘いと感じない」というような言動となり，前述のように味覚検査の閾値が改善しただけでは満足度につながらない例が経験された．中枢機能異常症例に対しては神経症圏が多い領域であるため，機能を向上させるリハビリテーションより認知の歪みを修正する認知行動療法のほうが適応になるのではないかと思われる．一方，加齢性を含む特発性の味覚低下に対しては，味覚トレーニングを行うことは検討課題となりうる．特に加齢性では，末梢神経の加齢性変化は顕著とはならず，味蕾数減少などの受容器障害と中枢応答の機能変化が起こっていると考えられる．実際，臨床において味覚トレーニングを行ってみて顕著によかった症例は経験していないが，検討することに意義が生じる可能性はある．前述の味覚トレーニングの報告[4]では，方法からみるとトレーニングの主となるターゲット部位は一次味覚野のように推測するが，加齢性やまた特発性の場合は病態がはっきりしないという点からも施行を試みてもよいと思われる．しかし，課題としては特発性味覚障害の診断は難しいことがある．池田ら[13]のポラプレジンクの有効性を検

討した報告では，プラセボ群とポラプレジンク群において有効性に統計学的な差が認められず，その治療効果の違いは，性別または抑うつ性の程度で認められたとしている．彼らの検討では，あらかじめ心因的要素がある症例などは除外されていたにもかかわらず，抑うつ度のスコアで明らかな治療効果の差がみられていた．日常診療でも初診時に受容器障害と判断しても最終診断が心因性である例は多く経験するものである．一見，心因要素が見当たらなくても，何回か診察を重ねる中で判明する例も多く，味覚症状に関係がないと思われることでも傾聴することも時に必要である．

おわりに

「味覚障害のリハビリテーション」の執筆について，現時点では知見もなく，エビデンスが確立されていない領域であるため，今後，新しい知見が出てきたときには見解も変わる可能性もある．しかし，味覚障害の治療法は限られており，新たな治療法の開発が急務であるため，味覚トレーニングが限られた症例であっても効果が期待できるものであれば積極的に検討する必要がある．その際は，味覚機能を向上させるためだけのトレーニングだけでなく漠然とした「おいしくない」に向き合う対応が必要と感じている．それには耳鼻咽喉科だけでなく，他科との協力も必要になるかもしれない．基礎領域での味覚の発展は急激な進歩をみせているが，実臨床における味覚障害診療の発展は乏しい．まずは診断をしっかりつけることが重要と感じており，味覚検査の普及，診断力の向上が望まれる．

文　献

1) 山本　隆：おいしさと食行動における脳内物質の役割．顎機能誌, **18**：107-114, 2012.
2) Shin YK, Egan JM：Roles of Hormones in Taste Signaling. Results Probl Cell Differ, **52**：115-137, 2010.
　Summary　食欲調整，糖の恒常性の保持を担

うホルモンの一部は味細胞より産生され，味覚感度や閾値に影響を及ぼす．

3) Noel C, Dando R：The effect of emotional state on taste perception. Appetite, **95**：89-95, 2015.
4) Otsubo Y, Miyagi M, Sekiya H, et al：Improving taste sensitivity in healthy adults using taste recall training：a randomized controlled trial. Sci Rep, **12**：13849, 2022.
　Summary　味覚トレーニングにて健常成人の認知閾値が低下したことより味覚障害の治療アプローチになる可能性がある．
5) Kusaba T, Mori Y, Okagaki M, et al：Sodium restriction improves the gustatory threshold for salty taste in patients with chronic kidney disease. Kidney International, **76**：638-643, 2009.
　Summary　慢性腎障害に対して塩分摂取制限したところ，それが短期間であっても塩味の平均認知閾値は有意に低下した．
6) Tanaka A, Mochizuki T, Ishibashi T, et al：Reduced fat taste sensitivity in obese Japanese patients and its recovery after a short-Term weight loss program. J Nutr Sci Vitaminol, **68**：504-512, 2022.
7) Nin T, Tanaka M, Nishida K, et al：A clinical survey on patients with taste disorders in Japan：A comparative study. Auris Nasus Larynx, **49**：797-804, 2022.
8) Shigemura N, Takai S, Hirose F, et al：Expression of renin-angiotensin system components in the taste organ of mice. Nutrients, **11**：2251, 2019.
9) 奥谷文乃：嗅覚リハビリテーションへの期待．日鼻誌, **56**：68-70, 2017.
10) Lakshmana HG, Miller E, White-Canale A, et al：Immune responses in the injured olfactory and gustatory systems：a role in olfactory receptor neuron and taste bud regeneration?. Chemical Senses, **47**：1-19, 2022.
11) Hill DL：Neural Plasticity in the Gustatory System. Nutr Rev, **62**：208-241, 2004.
12) Meng L, Huang T, Sun C, et al：BDNF is required for taste axon regeneration following unilateral chorda tympani nerve section. Exp Neurol, **293**：27-42, 2017.
13) 池田　稔，黒野祐一，井之口　昭ほか：プラセボ対照無作為化試験による亜鉛欠乏性または特発性味覚障害219例に対するポラプレジンク投与の臨床的検討．日耳鼻会報, **116**：17-26, 2013.

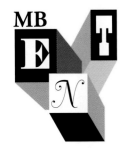

◆特集・リハビリテーションを活かそう—耳鼻咽喉科頭頸部外科領域—
開口障害のリハビリテーション

山田陽一[*1] 林 樹[*2]

Abstract 開口障害が生じると，生活を送っていくうえでも重度な障害を被るため，原因を究明し，早急に対策，改善を図る必要がある．その手段として，リハビリテーションは重要である．リハビリテーションの目的は，顎関節可動域訓練による開口量の増大，咀嚼筋の伸展による咀嚼筋痛の改善である．開口障害のリハビリテーションは，筋伸展訓練（いわゆる開口訓練）を含めた運動療法が主体となるが，原因に応じた対応が重要である．開口障害の原因は，炎症性，腫瘍性，関節性，外傷性，筋性，瘢痕性，神経性に分類される．炎症性がもっとも多く，顎関節症による開口障害にも日々遭遇する．原因が多岐にわたるため，正確な診断に基づいてリハビリテーションを開始，行うことが肝要となる．本稿では，開口障害の原因，その対処，リハビリテーションの方法について概説し，日々の臨床の一助となればと考える．

Key words 開口障害(trismus)，顎関節(temporomandibular joint)，咀嚼筋(masticatory muscle)，顎運動(jaw movement)，運動療法(exercise therapy)

はじめに

我々は毎日食物を摂取し，栄養を得て生きている．食物の取り込み口である口腔の機能維持は，生命活動を行ううえで非常に重要である．様々な原因により開口制限が起こると，話すこと，食べることもままならなくなり，生活の質(quality of life：QOL)の低下，生活に支障をきたすばかりか衰弱もしかねない．本稿では開口障害を呈する疾患について概説，供覧し，改善するためのリハビリテーションについて述べることにより，QOL向上に役立ち，日々の臨床に役立てられればと考える．

開口障害

開口の程度（関節可動域）は上下顎前歯切端間の距離で表現される．日本人（成人）での正常最大開口域は男性48〜55 mm，女性44〜49 mmであり，40 mm以下を開口障害としている[1]．開口障害は発症要因に応じて，炎症性，腫瘍性，関節性，外傷性，筋性，瘢痕性，神経性に分類されており，炎症性が最多である[1]．症例によっては腫瘍性疾患が顕在していることもあり，鑑別診断が重要となる．

局所的な原因として，顎骨，顎関節，開閉口筋，支配神経などの形態的または機能的な障害が挙げられ，さらに全身的な原因として，破傷風，てんかん，脳炎，パーキンソン病，狂犬病，ヒステリー，薬物中毒のストリキニーネ中毒などが挙げられ[1]，様々な疾患の症状として現れるために注意が必要である．

[*1] Yamada Yoichi，〒501-1194 岐阜県岐阜市柳戸1-1 岐阜大学大学院医学系研究科感覚運動医学講座口腔外科学分野，教授
[*2] Hayashi Itsuki，同分野

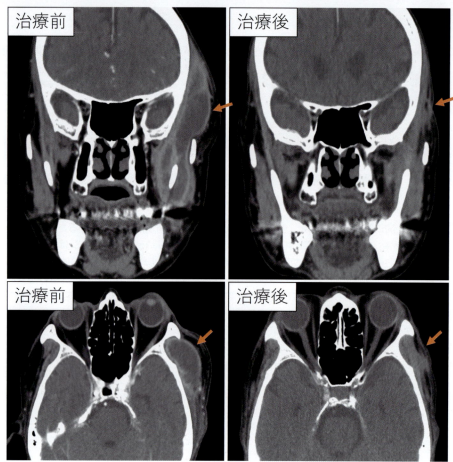

図 1. 左側下顎骨骨髄炎に起因する側頭筋膿瘍（画像所見） a|b
a：治療前．左側頭筋内を中心に，側頭窩〜下顎骨周囲にかけて咀嚼筋間隙内に膿瘍形成を認める．
b：治療後．左側側頭部から切開排膿後．膿瘍腔は消失している．

開口障害とリハビリテーション

1．発症要因により生じた開口障害とリハビリテーション

1）炎症性開口障害

(1) 病因と症状

扁桃炎や歯性感染など細菌感染が原因となり，炎症が波及することにより開口障害が起こる．咽頭周囲や咀嚼筋周囲の間隙に進展することにより生じる[2]．症例は75歳男性，側頭筋膿瘍により開口障害を認めた．下顎骨骨髄炎から咀嚼筋への炎症の波及によるものである（図1）．

(2) 対処およびリハビリテーション

抗菌薬投与（SBT/ABPC）と外科的消炎治療（側頭部からの切開排膿を施行）により消炎を確認できた後，経時的に開口量は改善した（図1）．消炎後も数週間にわたり筋硬直は遷延し，開口障害が残存する症例では筋伸展訓練を実施，検討する必要がある．

2）腫瘍性開口障害

(1) 病因と症状

腫瘍性病変が咀嚼筋群に進展することで生じる[3]．臼後部を主座とする頬粘膜癌や上顎歯肉癌などから起こることが多い．症例は83歳男性，左側上顎歯肉癌再発である（図2）．上顎臼後部を主座として周囲筋組織や上顎洞内に腫瘍が進展し，筋組織への波及により開口障害を認めた．

(2) 対処およびリハビリテーション

腫瘍性疾患に関しては，疾患本態に対する治療が最優先される．つまり，腫瘍に対する治療を施

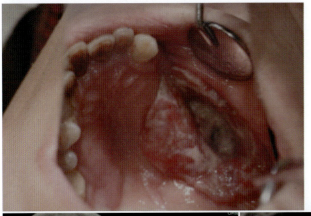
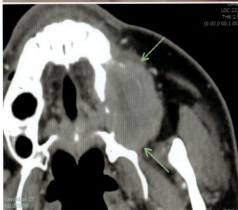
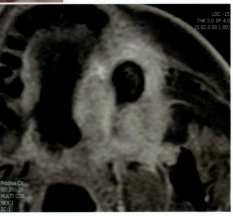

図 2.
左側上顎歯肉癌再発症例(画像所見)
a：口腔内所見．左側上顎歯肉に 40×33×29 mm 大の腫瘤を形成し，腫瘍による骨破壊を認める．
b：Computed tomography(CT)画像所見
c：Magnetic resonance imaging(MRI)所見．腫瘍は上顎洞内や周囲の咀嚼筋群まで進展している．

すことになるが，腫瘍性疾患が原因となることを頭の片隅にもち，診査，診断を行うことが重要である．リハビリテーションの介入時期としては腫瘍性病変の治療が完了したタイミングで，腫瘍性病変の状況を主科に確認したうえで慎重に開始するのが望ましい[3]．

手術により局所解剖が大きく変容している症例や化学放射線療法による口腔粘膜炎を有する症例は即座にリハビリテーションを開始するのは困難であるため，口腔ケアを含めた口腔機能管理により口腔内環境整備を行いながら，筋伸展訓練の開始時期を検討するべきである．本症例では術後再発でもあり，化学放射線治療を施行した．治療効果は良好であり，開口訓練を順次進め，改善を示した．

3) 関節性開口障害

関節性開口障害は顎関節の周囲組織の異常により顎運動障害が生じている状態である．顎関節症が最多で，その他に顎関節脱臼が挙げられる．

<顎関節症>

(1) 病因と症状

顎関節症は顎関節や咀嚼筋の疼痛，関節雑音，開口障害ないし顎運動異常を主要症候とする障害の包括的診断名と定義される[4]．その病態は咀嚼筋痛障害，顎関節痛障害，顎関節円板障害および変形性顎関節症である．主な障害部位としては下顎頭，関節結節，関節円板，関節包，関節靱帯，円板後部組織などが挙げられる．顎関節症の発症メカニズムは不明なことが多いとされ，日常生活を含めた緊張，多忙な生活などによる環境因子，咬合，顎関節形態，ブラキシズムなどの宿主因子，長時間の咀嚼やデスクワーク，重量物運搬などによる行動因子や悪化・持続因子への曝露時間による時間因子などが積み重なり，個体の耐性を超えた場合に発症するとされている[4]．

(2) 対処およびリハビリテーション

顎関節症の基本治療としては，病態説明と疾患教育に始まり，可逆性の保存的治療として理学療法，薬物療法，アプライアンス療法などを主体と

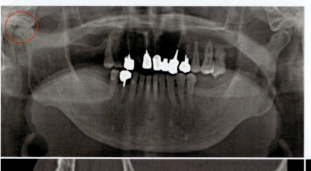
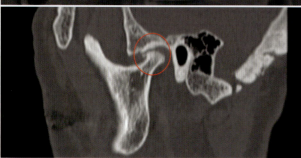
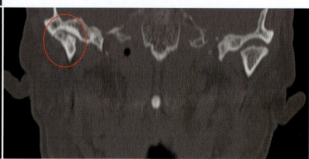

a	
b	c

図 3.
右側変形性顎関節症（画像所見）
　a：オルソパントモグラフ
　b，c：CT 画像．右側顎関節に関節腔の狭小化を認める（赤丸）．下顎頭の関節面にも凹凸不整を認め，下顎頭に軽度の変形を認める．

して，セルフケアも含めて可逆的な治療が行われるべきであるとされている[4]．病態に応じて，筋伸展訓練，顎関節可動化訓練，徒手的顎関節授動術などが適応となる[4)5)]．

　以下，顎関節症の病態分類（2013 年）[6]に沿って，病態別のリハビリテーションを挙げる．

　Ⅰ型．咀嚼筋痛障害：咀嚼筋痛とそれによる機能障害を主徴候とする．消炎鎮痛薬，抗不安薬，抗うつ薬，開口ストレッチ，スタビリゼーションアプライアンスなどが有用である．スタビリゼーションアプライアンス（スプリント）は咀嚼筋の緊張緩和，顎関節部への荷重負担軽減を目的として行い，原則として夜間就寝時に使用する．筋伸展訓練を行うこともある．

　Ⅱ型．顎関節痛障害：顎関節痛とそれによる機能障害を主徴候とする．関節痛に対しては，薬物療法（インドメタシン，ロキソプロフェンナトリウム水和物などの消炎鎮痛薬は有効である）や，関節包・靭帯障害の場合では顎関節可動化訓練が有用である．

　Ⅲ型．顎関節円板障害：顎関節内部の関節円板の転位や変性，穿孔，線維化によって生じる機能的・器質的障害によるもので，MRI により確定診断が可能である．本態が患者人口の 6〜7 割を占めるとされる．関節円板の転位するものがほとんど

であるが，前方転位し，開口時に関節円板が復位する復位性関節円板前方偏位と復位しない非復位性関節円板前方転位に大別される．前者は開口時にクリック音を生じることが多く，後者では下顎運動を行っても関節円板が前方に転位したままであり，開口障害を呈する．つまり，クローズドロックの状態である．顎関節雑音が軽度な症例では，顎関節可動化訓練（モビライゼーション）を行う．また，開口制限（運動制限）を伴う非復位性関節円板前方転位の症例，間欠ロックを伴う復位性の関節円板転位で円板の復位が困難な症例では，徒手的顎関節授動術（マニピュレーション）を要する場合がある．

　Ⅳ型．変形性顎関節症：顎関節組織の破壊を特徴とする退行性病変を主徴候とした病態で，関節円板，関節軟骨，滑膜，下顎頭，下顎窩に病変部位は存在し，骨吸収，骨添加，肉芽形成，軟骨破壊など病理変化を呈する．臨床症状として関節雑音（特にじゃりじゃりとした捻髪音：クレピタス），顎運動障害，顎関節部疼痛のいずれか 1 つ以上の症状を認める．下顎運動療法・薬物療法・スプリント療法に加えて，外科的な顎関節腔手術が検討される．症例は 64 歳男性，右側変形性顎関節症の患者である（図 3）．開口量 30 mm で開口時に雑音と疼痛を認めた．本症例では鎮痛薬投与ならびに

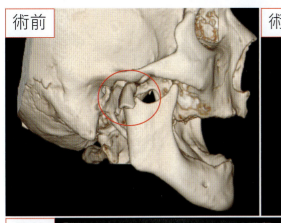
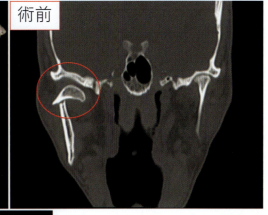
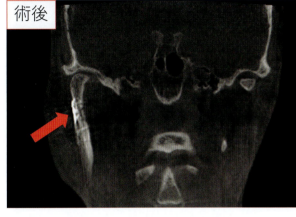

図 4.
右側下顎頭骨折(画像所見)
a, b(術前):右側下顎頭の骨片が前下方に転位している(赤丸).
c(術後)骨片は整復されており,外側皮質骨から金属プレートで固定されている(矢印).

筋伸展訓練を施行した.現在,開口時痛は軽減し,開口量 40 mm に回復した.

＜顎関節脱臼＞

(1) 病因と症状

超高齢社会に入った現在,介護支援が必要な高齢者も増加している.要介護高齢者に顎関節脱臼が生じると,特に無歯顎であった場合,発見が遅れたり,診断と治療が遅れたりすることがある.義歯未装着である場合など顎関節脱臼に気づかず放置され,陳旧化する場合もある.開閉口が不可能となる顎関節脱臼は脱臼状態にあると摂食障害,嚥下困難になることにより,誤嚥性肺炎を起こしやすく,全身状態が重篤化することもあるため注意が必要である.顎関節脱臼は病態により,急性顎関節脱臼,習慣性顎関節脱臼,陳旧性顎関節脱臼に分類される[5]).

急性顎関節脱臼:口を開けた後に,開口状態で自分では整復不能となった初発の病態である.顔貌が下顎前突様となり,耳珠前方部の陥凹が生じ,下顎頭の突出が触れる.

習慣性顎関節脱臼:日常生活の開口運動により,顎関節脱臼を容易に繰り返す病態である.顎関節骨構造異常,関節包・外側靱帯・関節円板付着部の弛緩,咀嚼筋異常などが関係する場合がある.

陳旧性顎関節脱臼:顎関節脱臼後すぐに整復されず放置され慢性化した病態で,元の位置に整復することが難しくなる.徒手整復を施行することが通法であるが,観血的処置が必要となる場合もある.

(2) 対処およびリハビリテーション

顎関節脱臼の病因に基づいた治療戦略を立てる必要がある.通常まず保存的治療が選択されるが,顎関節脱臼の発生に関する神経学的異常についても精査・加療を検討する場合もあり,神経内科などに対診が必要なこともある.治療方針としては脱臼整復法と再脱臼防止法が必須となる.脱臼の整復には徒手整復術(Hippocrates 法:患者の前方に位置し,両側拇指を下顎大臼歯部におき,下顎を後下方へ圧下させながら回転させ,下顎頭

を関節窩に戻す方法)によるリハビリテーションが一般的によく行われる．顎関節脱臼の改善が認められず，脱臼を繰り返し，必要があれば観血的整復術(関節隆起切除術や顎関節前方障害形成術など)を適応することもある[7]．

4) 外傷性開口障害
(1) 病因と症状
交通事故や転倒など顎顔面領域の外傷により，骨折など顎運動に寄与する骨や筋組織が損傷することで生じる[8]．特に，下顎頭骨折や頬骨弓骨折で生じやすい．症例は63歳男性，右側下顎頭骨折の患者である(図4)．骨折に伴う下顎頭の偏位により開口障害を認めた．

(2) 対処およびリハビリテーション
下顎頭骨折の場合，顎間固定，症例に応じ整復手術が施行される．固定後，咬合位の安定が図られてから，筋伸展訓練を開始する[8]．頬骨弓骨折では，観血的整復により側頭筋の運動制限が解除され，術後早期から開口量の改善が望める．開口状況に応じて，筋伸展訓練を順次進めていく．本症例では，観血的整復固定術後から開口訓練を施行し，開口障害は経時的に改善した．

5) 筋性開口障害
(1) 病因と症状
咀嚼筋(咬筋，側頭筋など)の腱および腱膜が原因不明の過形成することにより筋の伸展を制限し，開口障害をきたす咀嚼筋腱・腱膜過形成症が

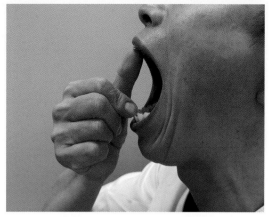

図 5．手指による筋伸展訓練
手指を使用してもよいが，最初は術者が指導し，まっすぐ開口するよう訓練を行う．

ある[9]．症状としては，無痛性に緩徐に進行する硬性の開口障害が挙げられ，特徴として若年時の発症が多い，咬筋前縁の硬い突っ張りの触知，いわゆる square mandible と呼ばれ咬筋肥大を呈する，といった事柄が挙げられる[10]．

(2) 対処およびリハビリテーション
手術療法と開口訓練が主体である．咬筋腱膜切除術，咬筋剝離術，側頭筋腱膜剝離術，筋突起切除術，下顎角切除術などの手術が単独もしくは複数の組み合わせで行うことにより開口障害が改善できると報告されている[10]．術後は瘢痕組織の形成により開口域の減少を招く恐れがあることから，術後早期から筋伸展訓練を開始する[7]．術後療法は，患者自身の開口訓練がもっとも重要である．開口訓練には手指や補助器具を用いる方法が

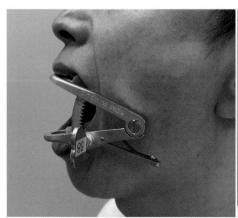
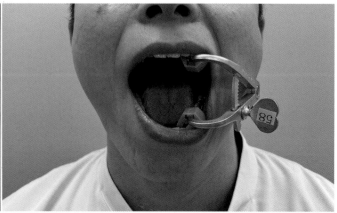

図 6．開口器による筋伸展訓練
開口器を用いることにより，段階的に開口量を上げることができる．

効果的であるとされている[10].

6）瘢痕性開口障害
(1) 病因と症状
外傷，瘢痕形成をきたす強皮症，壊疽性膿皮症などの自己免疫疾患により生じる．開口時に伸展する組織が瘢痕拘縮することにより開口障害が起こる[11].

(2) 対処およびリハビリテーション
瘢痕組織に対する修正手術を行い，咀嚼筋に関連した瘢痕であれば筋伸展訓練を検討する（口角部の瘢痕においては症例に応じてリハビリテーションを検討する[11]).

7）神経性開口障害
(1) 病因と症状
破傷風による末梢神経への毒素侵入，脳腫瘍や脳梗塞などの頭蓋内病変による三叉神経の運動麻痺などを契機にして開口障害が生じる[12].

(2) 対処およびリハビリテーション
原疾患の治療が開始された後，全身状態に応じて筋伸展訓練を順次開始する[13].

2．開口訓練の実際
1）筋伸展訓練（術者あるいは患者によるストレッチング）(図5・6)
筋痛や開口制限（運動制限）を有する症例の緩和を目的として，咀嚼筋（閉口筋）を伸展させ，最大開口を支持する．

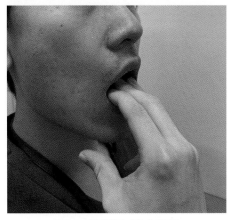

図7．顎関節可動化訓練
下顎前歯部に示指，中指，薬指を置き，力をかけ，開口させ維持する訓練を行う．

手指を使用してもよい（図5）が，鏡を見ながらまっすぐ開口するよう最初は術者が指導する．最大開口の緊張状態からさらに少し力をいれて，「1, 2, 3」とゆっくり数えて10秒程度ストレッチを行う．これを朝，晩，患者自身で5～10回繰り返す．入浴中に体をゆっくり温めてからするとよい．その後，患者自身での自己訓練に移行していく．リハビリテーションであることもあり，痛くても継続するように指導するが，持続する疼痛が増加した場合は受診するように指示する[4]．また，最大開口量の拡大や開口保持を目的に，図6のように開口器を用いた筋伸展訓練も効果的である．手指による筋伸展訓練に比べて，閉口筋の伸展を維持しやすい．

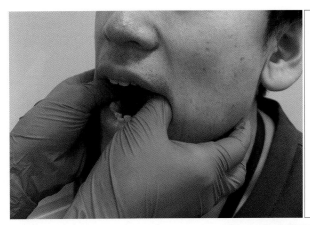
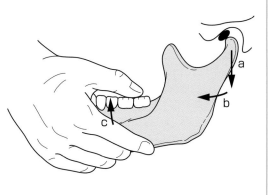

図8．徒手的顎関節授動術
下顎頭を下方に押し下げて(a)，前方位に誘導しつつ(b)，健側に向けて下顎を回転させる(c).

２）顎関節可動化訓練（図7）

顎関節痛によって開口制限（運動制限）を生じた症例に適用する．鏡を見ながらまっすぐ開口するよう最初は術者が指導する．強度の炎症の場合は鎮痛薬などを応用し，消退を待つが，開口末期における軽度の疼痛であれば，関節のリハビリテーションとして継続して行うよう指導する．下顎前歯部に示指，中指，薬指をかけ，開口時痛よりもう少し強い痛みを感じる程度に開口させ，この状態で10秒間維持する（図7）．関節包内の運動障害に対し，徒手的に柔和な外力を施し，関節の回転，滑走運動を行い，関節の可動域を改善するように可動化訓練をする[4]．

３）徒手的顎関節授動術（図8）

垂直頭位で患者をリラックスさせ，患側大臼歯に術者の拇指を置き，患者にやや下顎前方位での閉口を命じながら，下顎を下方に押し下げるとともに健側に向けて回転させる．頭が動かないように，反対側の手で患者の上顎を保持すると行いやすい．顎関節のクリックとともに急に開口域が増大し，疼痛が軽減すれば，臨床的にクローズドロックが解除されたと考えてよい[4]（図8）．

まとめ

開口障害は様々な原因から起こりうることから，診査，診断により，原因，病態を見極め，治療を進めて行く必要がある．症状の改善には，リハビリテーションが重要で，介入時期や方法を適切に選択することも肝要となる．効果的なリハビリテーションを行うことにより，いち早い回復，QOL向上に帰依したいものである．

参考文献

1) 作田正義：口腔外科診断法．白砂兼光（編）：pp. 24-25, 口腔外科学　第3版．医歯薬出版, 2014.

2) 古森孝英，古土井春吾：口腔外科疾患総論　感染症．又賀　泉（編）：pp. 187-213, 最新　口腔外科学　第5版．医歯薬出版, 2017.

3) Dijkstra PU, Kalk WW, Roodenburg JL：Trismus in head and neck oncology：a systematic review. Oral Oncol, **40**：879-889, 2004.
Summary 頭頸部がん患者の開口障害についてまとめている．放射線治療後の開口障害に対するリハビリテーションの有用性を示唆している．

4) 鱒見進一：顎関節症治療の指針2020．一般社団法人日本顎関節学会（編）：pp. 1-57, 顎関節症治療の指針2020．日本顎関節学会, 2020.
Summary 顎関節症治療の診断治療からリハビリテーションまでの流れを詳細にまとめた文献である．

5) 依田哲也，林　勝彦，川上哲司：顎関節疾患．片倉　朗（編）：pp. 148-151, 口腔外科のレベルアップ＆ヒント．デンタルダイヤモンド社, 2019.

6) 覚道健治：顎関節症の病態分類．一般社団法人日本顎関節学会（編）：pp. 1-208, 新編　顎関節症．永末書店, 2013.

7) 川上哲司：顎関節脱臼への対応．片倉　朗（編）：pp. 154-158, 口腔外科のレベルアップ＆ヒント．デンタルダイヤモンド社, 2019.

8) 伊藤　耕，近藤壽郎：下顎骨骨折の基本的な治療と注意点．片倉　朗（編）：pp. 36-41, 口腔外科のレベルアップ＆ヒント．デンタルダイヤモンド社, 2019.
Summary 外傷のみならず炎症や腫瘍など多岐にわたり口腔外科診療のポイントがまとめられている．

9) 井上農夫男：咀嚼筋腱・腱膜過形成症の治療．日顎誌, **27**：46-50, 2009.

10) 相澤仁志，山田慎一，酒井洋徳ほか：両側筋突起および咀嚼筋腱・腱膜過形成症による開口制限に外科的治療が奏功した1例．信州医学雑誌, **69**(5)：253-259, 2021.

11) 加納欣徳，加藤かりん，山本知由ほか：女児の壊疽性膿皮症により生じた口角部瘢痕に対する修正手術．日口外誌, **68**：259-262, 2022.

12) 高山岳志，伊介昭弘，秋山浩之ほか：脳腫瘍に起因した三叉神経運動麻痺による開閉口障害．日口外誌, **61**：678-681, 2015.

13) 岡本美英子，谷口裕重，松尾浩一郎：重症破傷風菌感染による摂食嚥下障害と開口障害に対して回復期リハビリテーションにて口腔管理を行った1症例．老年歯学, **35**：E55-E59, 2020.
Summary 重度の開口障害患者における口腔管理と嚥下リハビリテーションを協力体制の重要性を示している．

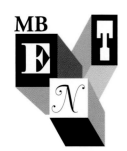

◆特集・リハビリテーションを活かそう―耳鼻咽喉科頭頸部外科領域―
音声障害のリハビリテーション

金子真美*

Abstract 音声障害リハビリテーション(音声治療)は音声障害の保存的治療の一つで，機能的問題に対処して行われる．器質的音声障害として，声帯結節やポリープ，声帯萎縮や瘢痕などが挙げられるが，これらには機能的問題が関与することが多い．本稿では，発声のメカニズムを説明した後，声の衛生指導や各種音声治療法，そして音声の汎化訓練について具体的な手法を交えながら解説する．また，音声治療がもたらす生理学的効果について，基礎実験から橋渡し研究として発展させた前向き臨床研究結果を交えて紹介し，難治性機能性発声障害に対する音声治療例を報告する．最後に音声障害に関する最近の知見として，抗酸化治療や声帯瘢痕に対する音声治療効果について紹介する．

Key words 音声治療(voice therapy)，semi-occluded vocal tract exercises(SOVTE)，声の安静(voice rest)，vocal resistance training，喉頭感覚入力(laryngeal afferent input)，抗酸化治療(anti-oxidant treatment)

音声障害の診断のために

1．発声のメカニズムの理解

声は多彩である．そして，音声障害を訴える患者の訴えも実に多岐にわたる．音声障害治療においては主訴とする音声障害が患者にとってどのように作用しているのかを科学的に理解することが重要である．そのためにはまず，発声のメカニズムをよく理解することが肝要である．発声は呼吸，声帯振動，共鳴腔から生成される．発声は呼気が駆動力となり声帯を振動させ，そこで発生した喉頭原音が共鳴腔で修飾され，声質・音色が形成される．これらの産物が響きのある声になるが，この一連の流れが破綻すると声の機能的問題を呈し，この声の機能的問題に対処するのが音声治療である．つまり，音声は声帯の状態だけでなく，呼気や声道を含めた理解が必要である．

呼気を支持するのは腹圧である．したがって，音声障害をとらえる際，腹腔に始まり胸腔から喉頭，共鳴腔にいたる一連の流れのどこに問題があるかを考えなければならない．音声障害を診断する際，この流れをしっかり理解することが重要である．決して声帯だけをみて音声障害を診断するのではなく，声が腹腔から咽頭腔，口腔および鼻腔を介して放射されるまでの過程を考えて音声障害治療を組み立てる必要がある．

2．病態把握のための咽喉頭評価

病態把握のための咽喉頭評価のポイントを以下に記す．

1）問　診

音声障害に関する主訴を把握するとともに，会話中の嗄声の程度から咽喉頭所見で抑えるべき点を検討しておく．

2）喉頭内視鏡検査

声帯だけでなく，咽頭腔の評価も行う．まず主訴とする発声条件下の声帯振動評価を行う．たとえば，高音発声障害が主訴の場合，低音から高音まで音階を上昇させる発声を指示し，声域による

---

* Kaneko Mami，〒602-8566 京都市上京区河原町通広小路上る梶井町465　京都府立医科大学耳鼻咽喉科・頭頸部外科学教室

声帯振動の同期性や声帯振動振幅の差異を評価する．機能的問題の有無を評価するためには咽頭腔の評価が重要である．また，内視鏡下で試験的音声治療を行い，発声動態に変化がみられるかどうかを評価することが望ましい．たとえば，過緊張性発声障害の場合，ハミング発声などで声帯振動が良化するかなども評価する．

3）喉頭位の評価

機能性音声障害の場合，喉頭高位を認めることもある．その場合，外喉頭筋の筋緊張の程度を触診する．甲状軟骨上縁と舌骨の接近程度，舌骨上筋群への指圧に対する痛みの有無などがもっともわかりやすい．

4）音声機能検査

種々あるが，空気力学的検査，音響分析，自覚的評価，嗄声の聴覚心理的評価（GRBAS 尺度）が中心となる．共鳴腔の評価にはフォルマント周波数も大いに参考になる．

音声障害治療

音声治療の基本は，発声動態の適正化（音声治療）と音声障害の予防（声の衛生指導）からなる．発声動態の適正化の目的は声帯振動の適正化であり，それが奏効すれば結果的に良好な声門閉鎖が得られる．たとえわずかに声門間隙があっても，良好な声帯振動が得られれば声の良化は十分期待できる．声門間隙に対する治療は，積極的に声門閉鎖を促す手技を行うのではなく，声帯振動の適正化に取り組むことが上記の発声メカニズムに即している．呼吸，声帯振動，共鳴腔の調整を行う音声治療手技には様々なものがあるが，どの手技で音声改善が得られるかを評価することが重要である．

1．声の衛生指導

声の衛生指導は，音声外科手術を受けた患者や，声帯に負担をかける発声を続けた結果器質的変化を生じた患者，また声帯に異常は認めないものの音声障害を呈する機能性音声障害の患者に対する音声治療の第一歩であり，重要である．声の衛生指導では，声の衛生を守るために避けなければならないことと，その対応策を指導する．声の衛生指導は主に声の安静，水分摂取，誤った発声行動および生活習慣の是正から構成される．

1）声の安静

音声外科手術後や急性炎症所見を認める患者に医師の指示で行う絶対安静では，声の使用を全面的に禁止し，コミュニケーションには筆談を用いる．また，発声量を制限する相対的な安静は，声の乱用・多用のある患者に指導する．持続発声で17 分，朗読で 35 分を超えると声帯組織の損傷が進むといわれているため，30 分の発声を目安に水分摂取など休憩をとるよう指導する．

2）水分摂取

声帯が乾燥すると声帯振動が阻害され，器質的病変を引き起こしやすくなる．一方，適切な水分補給を行うことで声帯粘膜を良好な状態に維持することができる．1 日 1.5 L 程度の水分摂取によって声帯粘膜の保湿効果が高まり，声帯振動が起こりやすくなるといわれている．ただし，カフェインを含む飲料水（コーヒー，紅茶，お茶，コーラなど）は利尿作用があり補水効果としては弱くなるため，水が推奨される．

3）誤った発声行動および生活習慣の是正
（1）誤った発声行動の是正

不適切な発声行動，つまり大声で話す，話し続ける，囁き声で話す，咳払いをするなどを回避するよう説明する．また，禁煙指導をする．

（2）生活習慣の是正

咽喉頭逆流症（laryngopharyngeal reflux disease；LPR）の管理：咽喉頭逆流症の約 50％の患者では胸焼けやゲップの自覚がない．喉頭炎を起こすと嗄声や咽喉頭異常感，慢性の咳などの症状が出やすい．LPR の診断には咽頭における pH 測定が必要で 24 時間 pH モニターが至適基準とされているが，偽陰性が少なからずあることと，臨床実用化が困難な面があり，近年では症状スコア（reflux symptom index：RSI），喉頭内視鏡所見スコア（reflux finding score：RFS）による簡易診

断が欧米においてもよく実施されている．咽喉頭逆流症が確認された場合，以下のような生活習慣の指導改善を行う必要がある．

＜食生活の改善＞消化の悪いものを控え，消化のよい食事摂取を勧める．

控えたほうがよいものの例：脂肪分の多いもの，刺激物（香辛料，カフェイン，炭酸飲料），塩分や糖分の高い物（漬物，チョコレート）など．

＜生活習慣＞
・就寝2～3時間前の飲食は避ける．
・枕を高めにし，頸部が胃の位置よりも高くなるように調整する．
・肥満に注意し，適度な運動をする．
・できるだけストレスを避ける．

2．音声治療：各種音声治療法

1）Semi-occluded vocal tract exercises（SOVTE）

気流を調整し，共鳴腔（咽頭腔）を調整する手技として，その効果について検証が重ねられている治療法の一つに semi-occluded vocal tract exercises（SOVTE）がある．これは気流を調整し，声道の長さや形態を調整することで咽頭腔を適正化する作用を有する訓練といわれている．SOVTE の機序は安定した呼気で口をすぼめて発声することで口腔内圧が上昇し，声門への back pressure が上昇することで声門上圧が高まる．その結果，咽頭腔が広がり喉頭が下垂することで，平均声門流量が適正化され，声帯振動が促進されると報告されている[1]．この時，口唇付近に振動感覚を伴った声，forward focused voice が産生される．つまり，SOVTE は気流と共鳴腔を調整することで発声動態を適正化する治療法といわれている．

（1）SOVTE：non-speech ベース

音声治療ではまず以下の SOVTE の non-speech ベースをトライし，どういった手法でもっとも良好な音声産生を誘導できるかを評価する．

① ハミング

鼻音 [m]，[n] などによって鼻腔への声の響きを誘導し，発声時に鼻梁から口唇にかけての振動を体感することで，発声時の喉頭への過度な緊張を緩和することを目的とした発声法である．

② Forward focused voice

口唇付近に振動感覚を伴った音（[z]，lip buzz 音，舌尖での摩擦音）により，ハミングと同様に発声時の喉頭への過度な緊張を緩和することを目的とした発声法である．

③ Flow phonation

Flow phonation では，発声時にまず安定した呼気流出を意図的に行い，かつその呼気を共鳴に誘導するよう患者に指導する[2]．実際，臨床の数例を対象とした研究でも flow phonation により声帯振動の増大が確認された．適切な呼気圧と気流の調整ができてこそ初めて至適発声が可能となり，これに呼応するように声帯の粘膜波動が伝播する．よって，まず適切な呼気流の生成を促すことが音声治療では重要であり，flow phonation は音声治療の根幹をなすものである．

（2）SOVTE：疑似的な声道延長

チューブ発声法，Water resistance therapy：適度な太さのストローをくわえ，ストローを介して発声する．これにより疑似的に声道が延長されることで発声効率が高められる状態となる．さらに，ストローを水につけて発声する water resistance therapy では，呼気が泡となって見えるためより安定した気流および口腔前部の振動を生成することができ，かつ声帯への過度な緊張は緩和される[3]．

2）下顎下制法

口を開口して下顎を下制して発声する方法である．この発声方法により口腔および咽頭腔の共鳴腔が増大し良好な音声を産生できることが示されている．SOVTE のように口を狭めた形で発声するのとは異なるため，声の汎化練習や歌唱者に対する音声治療として活かすこともできる[4]．

3）音声の汎化訓練

一般的に音声治療の最終目標は，目的とする場面つまり多くは日常会話でよい声が出せることである．しかし，会話音声は母音と異なり，子音・

母音が目まぐるしく使用され，イントネーションやプロソディーが加わる．会話時は一定の発声持続も必要であり，また構音器官は常に運動しそれに応じて共鳴腔も常に変化する．声の高さや強さの変化に呼応して内喉頭筋の活動も随時変化し，声門下圧や呼気流も変化する．会話ではこれらの機能をできるだけスムーズに導入する必要がある．そのための一例を示す．気流を調整し，共鳴腔(咽頭腔)を調整する音声治療手技による音声がnon-speech レベルで産生できるようになったら，これらを含む音声に音の高低差を付加して発声する方法や，イントネーションやプロソディーといった変化を付与する方法下で良好な音声を産生する練習に移行する．その後，気流を調整し，共鳴腔(咽頭腔)を調整する音声治療手技による音声で forward focused voice を用いて発声するように促し，音声治療を speech ベースで行っていく．まずは常套句や童謡のような簡単な歌でトライすると移行しやすい．

Conversation training therapy(CTT)は比較的近年提唱された概念で，resonant voice therapy のような単音，単語，短文といった段階を経ずに，会話の中でハミング発声やforward focused voice の声を意識的に活用していく方法である[5]．汎化のためにまず音の高低さ，発声持続時間，発声の流暢性，音の強弱などの導入から開始するのも一案である．どういった手法が症例に適するかは患者のコンプライアンスをみながら検討する．

4）集中的音声治療

音声治療の drop out は 16～65% と高く，音声治療の成功率を高めるために始まったものとして集中的短期音声治療，いわゆる音声治療の "boot camp" がある．アメリカでは3～7人の言語聴覚士が1日4～7時間，1～4日間にわたり集中的に音声治療を行っている．日本では言語聴覚士のマンパワーが少ないが，音声障害のために休職中であるものの早期復職を急ぐ患者などは一定数あり，日本国内でも集中的短期音声治療の適応患者はいる．そこで我々は，限られた言語聴覚士数お

よび来院治療時間の中で工夫を凝らし集中的短期音声治療プログラムを考案した．具体的に，通院機関は評価を含め計連続5日間，1日平均1.5時間の音声治療(病院内)プラス病院外で行う自主トレーニングを就寝中を除いて約1時間に1回行うよう指導した．その結果 drop out を防ぎ，短期間で十分な音声機能の改善を得ることができた[6]．自主トレーニングとして，どれくらいの頻度でどの程度の量を行うことがもっとも効果的かは今後の検討課題である．現時点では音声治療に対する診療報酬適応時間の上限は1時間であるため，より効率的に音声治療を進められる手順を検討することも今後の課題である．

音声治療がもたらす生理学的効果

1．周術期における適切な発声刺激による創傷治癒促進効果

声帯ポリープや声帯嚢胞，ポリープ様声帯，声帯白板症，上皮内癌などの声帯粘膜病変に直接アプローチする喉頭微細手術術後は，現在術後1週間の声の安静(voice rest)を推奨されることが多いが，この期間に根拠はなく文献によりその期間は一定していない．一方で，喉頭微細術の切除範囲が声帯粘膜上皮までの場合，術後に voice rest 3日間と音声治療(チューブ発声法)を行うと，術後 voice rest 7日間に続く音声治療実施群に比べ術後早期から音声機能の改善がみられた[7]．細胞に機械的刺激を与えると細胞の増殖や分化を促し，恒常性を維持する報告がある．機械的刺激は様々な局面で重要なパラメータであることが明らかにされており，術後早期から声帯に適度な刺激を与えると創傷治癒期の機能回復を促進する報告もされている．術直後の炎症期は多量の活性酸素が産生され，特に術後3日目までがもっとも多いことが報告されている．炎症期から音声刺激を与えると炎症の助長，炎症細胞浸潤から活性酸素産生の増加が予測されるため，少なくとも炎症期の発声は控えるべきと考えられるが，必要以上に長い声の安静は避けなければならない．

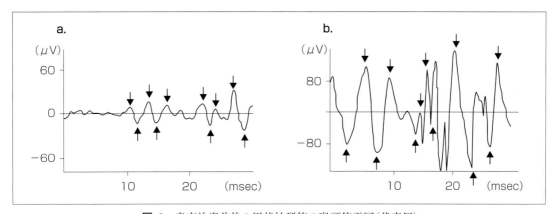

図 1. 音声治療前後の甲状披裂筋の喉頭筋電図(代表例)
音声治療前(a),音声治療後(b)の,無関位発声［a：］における甲状披裂筋の筋活動を示す.
音声治療前は干渉波(矢印)の数が少なかったものの,音声治療後は増加した.音声治療後の
甲状披裂筋の筋活動が向上したことが示される.

2．音声治療の声帯筋筋力トレーニング効果

　加齢に伴う咽喉頭の老化は50歳前後より起こる.主に声帯の萎縮による音声障害が出現し,続いて嚥下関連筋の筋力低下,嚥下力低下,喉頭挙上障害,咽喉頭の知覚低下などが相まって嚥下障害をきたすようになる.加齢に伴い声帯粘膜および声帯筋が萎縮するため,どちらも維持することが必要である.加齢性声帯萎縮において音声治療が奏効するとの報告が多々なされているが,加齢性声帯萎縮患者に対する音声治療効果の生理学的機序は未解明であった.そこで我々は,声帯振動の可動性が残存している声帯萎縮16人への音声治療(vocal resistance training)効果を検証し,その結果,声帯萎縮の弓状弛緩の程度は変化がないものの声帯振動振幅,呼気圧,音圧,声のゆらぎ指数,自覚的評価が改善するとともに,声帯筋の筋活動が向上することが示された(図1).声帯振動の可動性が残存している声帯萎縮に対しては,声帯萎縮そのものが治らなくても声帯筋の収縮力が向上することで声帯振動振幅が増大することが考えられた[8].声帯振動の可動性が保たれている声帯萎縮症例は音声治療の適応となると考えられた.

3．喉頭感覚入力を活かした音声治療
1）喉頭感覚入力が発声にもたらす作用

　音声治療は呼気や共鳴腔の使い方を変化させることで発声動態の適正化をはかるものである.しかし,音声治療で用いる呼気流や共鳴といった喉頭感覚が発声調整に関与しているという考え方は音声障害治療面で十分浸透していない.発声運動は呼吸や嚥下と同様に,脳幹の制御を受けている[9].声帯の振動,声門下圧,呼気流量,声帯の位置などの喉頭感覚入力の求心性入力が声の運動パターンや声質,呼吸リズムに影響を与えることが多くの研究で示されている[10)11)](図2).発声時の喉頭感覚入力は反回神経,上喉頭神経内枝を経由して延髄の孤束核に伝わり,呼吸や喉頭運動を制御する神経ネットワークに影響を与える.つまり,発声時喉頭感覚は発声回路に伝達され,発声動態に影響を与えうると考えられる.しかし,これらの研究は神経切断や人工的な気流負荷による検討であるため,我々はより自然で,非侵襲的な喉頭感覚刺激を用いて喉頭感覚フィードバックを解析する試みとして,干渉波電流刺激に着目した.干渉波電流(interferential current：IFC)刺激は,2つの僅かに異なる高周波刺激を重ね合わせることで,ゆるやかな干渉波を形成し,低刺激で体内深部を刺激することができる.頸部へのIFC刺激が嚥下反射の惹起性に相加的な効果をもたらし,嚥下反射惹起を促進する可能性があることが示唆された[12].IFC刺激機器は日本で商品化されており(ジェントルスティム®),嚥下リハビリテーション治療にも利用されている.

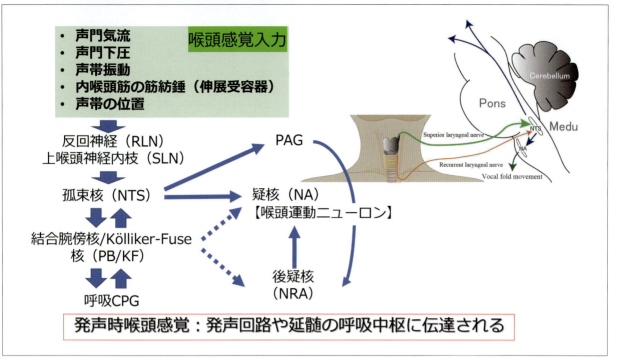

図 2. 発声時の喉頭感覚フィードバック

喉頭感覚入力には，声門気流や声門下圧，声帯振動などがある．発声時の喉頭感覚入力は反回神経，上喉頭神経内枝を経由して孤束核や間質亜核，中間亜核などに伝わり，疑核にたどり着くとともに，延髄の呼吸中枢にも作用する．つまり，発声時の喉頭感覚入力は，発声回路や呼吸中枢に伝達される．
＊CPG：central pattern generator
（提供：佐賀大学　杉山庸一郎先生．文献 9 より作成）

2）難治性機能性発声障害に対する IFC を併用した音声治療例

機能性発声障害においては，通常音声治療によって音声機能改善を誘導することができる．音声治療は一般的に，呼気や声帯振動様式の変化といった生理的な喉頭感覚を駆使して発声動態の適正化を行うものであるが，生理的な喉頭感覚を駆使した音声治療に抵抗性を示す難治性機能性発声障害もある．我々はこういった生理的な喉頭感覚による音声治療が奏効しない症例に対し，IFC による喉頭感覚付与を併用した音声治療の導入を行った．我々は，発声時呼気圧低下を呈する難治性機能性発声障害患者 6 人を対象として，ジェントルスティム®を用いた IFC 喉頭感覚付与を併用した音声治療を追加で 3 か月施行した．その結果，全例において音声改善を認め，具体的には発声時呼気圧の増大，最長発声持続時間の延長，音圧の増大，声の揺らぎ指数の減少，そして voice handi-cap index-10 の改善を認めた．6 例中 2 例は音声治療前に全く有声音を発しない失声症であったが，ジェントルスティム®を用いた IFC 喉頭感覚付与併用の音声治療を 3 か月実施することで聴覚心理的評価における grade 0 の音声へと改善した[13]．咽頭喉頭の感覚調節が，発声時呼気圧が不十分な難治性機能性発声障害患者の音声機能改善に寄与する可能性が示された．

音声障害に関する最近の知見

1．音声障害に対する抗酸化治療

声の悪化を予防するためには声の衛生指導は必須であるが，より積極的で科学的な介入方法を開発することも必要である．Mizuta らは，声の酷使による炎症・外傷においては，声帯内で多量の活性酸素が発生することを動物実験で確認し，さらに抗酸化剤の投与により声帯における活性酸素の抑制とそれに伴う声帯の劣化を予防できることを

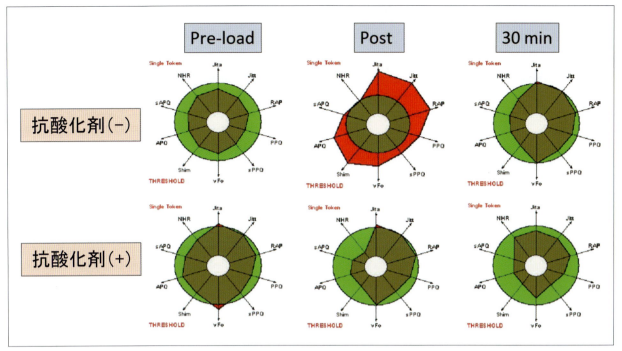

図 3. 声の酷使前後の音声検査結果
声のゆらぎ成分を円グラフで示し，緑の円が正常値，円の外の赤色が異常値，多角形が各個人の値を示す．抗酸化剤非摂取時は声の酷使（一時間の音読）直後に声のゆらぎ成分の悪化を認めるが，30分後には正常化した．一方，抗酸化剤1か月摂取後では，声の酷使直後でも音声の悪化を認めなかった．

解明した[14]．また，健常ボランティアを用いた臨床研究においては，声の酷使によって発生する一時的な声の悪化が，抗酸化剤を摂取しておくことにより軽減できることが確認された[15]（図3）．また，歌手に対する抗酸化剤の一定期間摂取後，声の自覚的評価が有意に改善することも報告されている[16]．このような日常的な声の保護効果の，特に歌唱者などの職業的音声使用者に対する有用性は極めて高いと期待される．

2．難治性疾患に対する音声治療

声帯瘢痕・声帯溝症では，声帯粘膜の硬化のために有効な声帯振動が阻害され，音声障害が生じる．これまで，声帯瘢痕・溝症に対し音声治療効果が示された研究はなく，どの程度の瘢痕・溝に対してどういった音声治療手技が奏効するか不明であった．声帯瘢痕・溝症に対する音声治療のミッションは，声帯振動の可動性を最大限に引き出し，音声の安定化を図ることとされ[17]，その要点は，適切な発声方法の習得と代償的過緊張性発声の防止にある．我々は声帯瘢痕・溝症の重症度分類（1997）で軽～中等度の声帯瘢痕・溝症に該当する症例に対する音声治療効果を outcome study として検証した．音声治療の基本は SOVTE を行い，喉頭高位などの機能的問題を呈する患者は喉頭マッサージも併用した．SOVTE は non-speech ベースから開始し，その後 speech ベースのものに移行し日常会話の音声へのアプローチを試みた．汎化練習として，声量増大や声域拡大などを求める患者に対しては SOVTE 下で声を滑奏させたり，ピッチを変動させることなどを導入した．その結果，空気力学的検査や音響分析，声の自覚的評価など様々なパラメータにおいて有意な改善がみられた．軽～中等度の声帯瘢痕・溝症に該当する症例に対しては，音声治療の適応となる可能性が考えられた[18]．

おわりに

音声障害リハビリテーションについて概説した．まず適切に音声障害を診断することが重要で，音声治療では drop out を抑制しながら早期に

音声治療効果を導く手法や，より科学的な介入方法についても述べた．音声治療効果を科学的に示す取り組みは世界的に進められており，今後はこれらのアプローチも応用して，音声障害治療のエビデンス構築を目指した前向き研究の展開が期待される．

文　献

1) Guzman M, Laukkanen AM, Krupa P, et al：Vocal Tract and Glottal Function During and After Vocal Exercising With Resonance Tube and Straw. J Voice, **27**(4)：523.e519-e534, 2013.

2) Gartner-Schmidt J：Flow phonation. In：Stemple JC FL, ed. Voice Therapy：Clinical Case Studies. 3rd. Abingdon：Plural Publishing, 2010.

3) Guzman M, Jara R, Olavarria C, et al：Efficacy of Water Resistance Therapy in Subjects Diagnosed With Behavioral Dysphonia：A Randomized Controlled Trial. J Voice, **31**(3)：385.e381-385.e310, 2017.

4) Nair A, Nair G, Reishofer G：The Low Mandible Maneuver and Its Resonential Implications for Elite Singers. J Voice, **30**(1)：128.e113-132, 2016.

5) Gartner-Schmidt J, Gherson S, Hapner ER, et al：The Development of Conversation Training Therapy：A Concept Paper. J Voice, **30**(5)：563-573, 2016.
Summary　Coversation training therapy が生まれた背景，運用方法，そしてその有用性について詳細が述べられている．

6) 金子真美，杉山庸一郎，平野　滋：音声障害に対する Intensive Voice Therapy の試み．喉頭，**33**(2)：200-205, 2021.

7) Kaneko M, Shiromoto O, Hirano S, et al：Optimal Duration for Voice Rest After Vocal Fold Surgery：Randomized Controlled Clinical Study. J Voice, **31**(1)：97-103, 2017.

8) Kaneko M, Sugiyama Y, Hirano S, et al：Physiological Effects of Voice Therapy for Aged Vocal Fold Atrophy Revealed by EMG Study. J Voice, **38**(2)：376-383, 2024.

9) 杉山庸一郎：電気生理学的アプローチによる喉頭基礎研究．喉頭，**27**(2)：62-66, 2015.

10) Shiba K, Yoshida K, Miura T：Functional roles of the superior laryngeal nerve afferents in electrically induced vocalization in anesthetized cats. Neurosci Res, **22**(1)：23-30, 1995.

11) Jürgens U, Kirzinger A：The laryngeal sensory pathway and its role in phonation. A brain lesioning study in the squirrel monkey. Exp Brain Res, **59**(1)：118-124, 1985.
Summary　高位中枢，脳幹および末梢にいたる発声経路について示されており，すべての音声障害治療者・研究者に推奨される論文である．

12) Umezaki T, Sugiyama Y, Hirano S, et al：Supportive effect of interferential current stimulation on susceptibility of swallowing in guinea pigs. Exp Brain Res, **236**(10)：2661-2676, 2018.
Summary　頸部への干渉波電流刺激がもたらす効果が動物実験で示された貴重な研究内容が記されている．

13) Kaneko M, Sugiyama Y, Hirano S, et al：Complementary Effect of Transcutaneous Cervical Stimulation by Interferential Current on Functional Dysphonia. J Voice, 2023, Online ahead of print.

14) Mizuta M, Hirano S, Hiwatashi N, et al：Effect of astaxanthin on vocal fold wound healing. Laryngoscope, **124**(1)：E1-E7, 2014.

15) Kaneko M, Kishimoto Y, Hirano S, et al：Protective Effect of Astaxanthin on Vocal Fold Injury and Inflammation Due to Vocal Loading：A Clinical Trial. J Voice, **31**(3)：352-358, 2017.

16) Hirano S, Inufusa H, Kaneko M, et al：Antioxidant, Twendee X, for maintenance of singing voice. 脳サプリメント学会誌，**5**：1-7, 2023.

17) Titze IR：Vocal efficiency. J Voice, **6**(2)：135-138, 1992.

18) 金子真美：声帯瘢痕・声帯溝症に対する音声治療アプローチ．喉頭，**33**(2)：184-190, 2021.

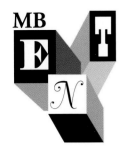

◆特集・リハビリテーションを活かそう―耳鼻咽喉科頭頸部外科領域―
嚥下障害のリハビリテーション

國枝顕二郎[*1]　藤島一郎[*2]

Abstract 高齢者の増加に伴い，嚥下障害患者は増えている．リハビリテーションでは機能訓練だけでなく，代償法，環境改善なども重要である．運動には課題特異性があり，嚥下は嚥下することによってもっとも鍛えられる．嚥下機能評価では，咽頭残留や誤嚥の診断だけでなく，代償法を駆使して咽頭残留の減少や誤嚥を回避する治療的視点で評価を行い，best swallow で嚥下を繰り返すことが重要である．嚥下訓練には，基礎訓練と摂食訓練があるが，病態に応じて数ある嚥下訓練の中から訓練法を取捨選択して行う．また，嚥下訓練だけでなく，栄養療法や口腔ケアなど総合的な対応が必要である．嚥下時に食道内に陰圧を形成するバキューム嚥下や，食道の機能訓練であるブリッジ空嚥下訓練といった新しい嚥下訓練法も出てきている．嚥下訓練の有用性に関してエビデンスの高い研究は多くはないが，よくデザインされた臨床研究による検証が求められている．

Key words リハビリテーションアプローチ(rehabilitation approach)，活動(activity)，治療的視点(therapeutic perspective)，代償法(compensatory methods)，嚥下訓練(swallowing training)

はじめに

高齢者の増加に伴い，嚥下障害患者は増えている．リハビリテーションは，何が問題(評価)で，何を行い(治療方針)，何を目指すか(ゴール)というプロセスであるが，嚥下障害に対するアプローチも同様である．障害の基本的な捉え方が疎かだと，訓練の方針を誤るばかりか，成果も得られない．本稿では，嚥下リハビリテーションの考え方や，外来や病棟での指導に有用と思われる訓練法を中心に述べる．

リハビリテーションの考え方

1．国際生活機能分類

国際生活機能分類は，「生活機能・障害・健康の国際分類」(International Classification of Functioning, Disability and Health：ICF)として障害を肯定的・中立的に評価し，患者の全体像を捉えるのに使用される．環境因子や個人因子を重視して，人を生きている存在として包括的に捉えられるような工夫がなされている(図1)．

2．リハビリテーションアプローチ

リハビリテーションを理解するためには，治療的アプローチ，代償的アプローチ，環境改善的アプローチ，心理的アプローチの4つのアプローチを理解しておく必要がある[1]．リハビリテーションでは，この4つのどこに重点を置いてアプローチしていくかを考えながら，各アプローチを平行して進めていく．まず嚥下機能を改善させて(治療的アプローチ)，上手くいかなければ代償的に何とかしよう(代償的アプローチ)・・・，と考えがちであるが，機能訓練にこだわると上手くいか

[*1] Kunieda Kenjiro，〒501-1194 岐阜県岐阜市柳戸1-1　岐阜大学大学院医学系研究科脳神経内科学分野，併任講師／〒433-8511 静岡県浜松市中央区和合北1-6-1 浜松市リハビリテーション病院リハビリテーション科
[*2] Fujishima Ichiro，浜松市リハビリテーション病院リハビリテーション科，特別顧問

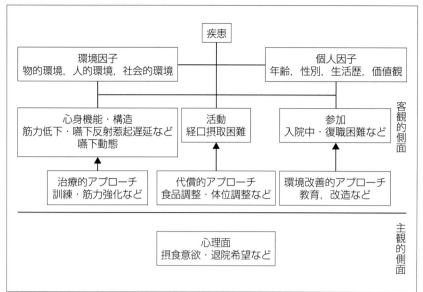

図 1.
国際生活機能分類と嚥下障害のリハビリテーションアプローチ

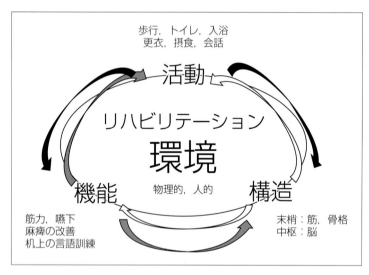

図 2.
環境-活動-機能-構造
活動(嚥下)をすることで機能とともに構造(筋の発達や脳の賦活化)が変化する．よい「環境」があって初めて活動(嚥下運動)ができ，それに伴って嚥下機能も改善する．
(文献1より改変)

ないことも多い．リハビリテーションは，多職種によるチームで行う必要があり，生活を支援する環境・体制作り(環境改善的アプローチ)は重要である．心理的アプローチや環境改善的アプローチが奏功して，治療的アプローチが成功するケースもある．国際生活機能分類とリハビリテーションアプローチとの対応を図1に示す．

2．活動-機能-構造連関

「活動」はリハビリテーションのキーである．近年，代償法を早期から活用して「積極的に活動(嚥下)すること」が，効率的な機能改善になるとされている[1]．活動(嚥下運動)することが機能(嚥下機能)を改善し，構造(筋の発達や脳の賦活化)の変化につながるという考え方を，活動-機能-構造連関という(図2)．運動には課題特異性があり，実際に嚥下するという活動＝嚥下運動(訓練)が，もっとも訓練効果が上がる．また，活動を支えるのが環境であり，適切な環境調整は活動を促進することにもなる．環境が整えられて活動が活発になれば，それに伴い身体の「機能」が向上し「構造」も変化する．活動ができる環境が整って初めてすべてが始まるといっても過言ではない．

嚥下障害のリハビリテーション

1．評　価

スクリーニングと精密検査がある．

聖隷式嚥下質問紙

氏名：　　　　　　　　　　　　年齢：　　　歳　　　　男 ・ 女

回答者：　本人 ・ 配偶者 ・（　　　　）

年　　　月　　　日

　　あなたの嚥下（飲み込み,食べ物を口から食べて胃まで運ぶこと）の状態について
いくつかの質問をいたします。ここ2,3年のことについてお答えください。
　　いずれも大切な症状ですので,よく読んでA,B,Cのいずれかに○をつけて下さい。

1. 肺炎と診断されたことがありますか？　　　　　A. 繰り返す　B. 一度だけ　C. なし
2. やせてきましたか？　　　　　　　　　　　　　A. 明らかに　B. わずかに　C. なし
3. 物が飲み込みにくいと感じることがありますか？　A. しばしば　B. ときどき　C. なし
4. 食事中にむせることがありますか？　　　　　　A. しばしば　B. ときどき　C. なし
5. お茶を飲むときにむせることがありますか？　　A. しばしば　B. ときどき　C. なし
6. 食事中や食後,それ以外の時にものどがゴロゴロ
　　（痰がからんだ感じ）することがありますか？　A. しばしば　B. ときどき　C. なし
7. のどに食べ物が残る感じがすることがありますか？　A. しばしば　B. ときどき　C. なし
8. 食べるのが遅くなりましたか？　　　　　　　　A. たいへん　B. わずかに　C. なし
9. 硬いものが食べにくくなりましたか？　　　　　A. たいへん　B. わずかに　C. なし
10. 口から食べ物がこぼれることがありますか？　　A. しばしば　B. ときどき　C. なし
11. 口の中に食べ物が残ることがありますか？　　　A. しばしば　B. ときどき　C. なし
12. 食物や酸っぱい液が胃からのどに戻ってくることが
　　ありますか？　　　　　　　　　　　　　　　A. しばしば　B. ときどき　C. なし
13. 胸に食べ物が残ったり,つまった感じがすることが
　　ありますか？　　　　　　　　　　　　　　　A. しばしば　B. ときどき　C. なし
14. 夜,咳で眠れなかったり目覚めることがありますか？　A. しばしば　B. ときどき　C. なし
15. 声がかすれてきましたか？（がらがら声,かすれ声など）　A. たいへん　B. わずかに　C. なし

図 3. 聖隷式嚥下質問紙

A に 1 つでも該当すれば嚥下障害あり，B に 1 つ以上該当すれば嚥下障害疑いとなる．
最近は A＝4 点，B＝1 点として，合計点 8 点をカットオフ値とする方法もある[2]．

1）スクリーニング

　簡易検査（水飲みテスト，反復唾液嚥下テストなど）や質問紙がある．聖隷式嚥下質問紙は,症状を効率よく評価でき，誤嚥性肺炎の既往や栄養状態（体重減少）の有無，咽頭期だけでなく口腔期や食道期の問題，夜間の唾液誤嚥の有無などを確認できる（図3）．スタッフと連携し，外来の待合や入院時に行っておくと効率がよい．最近では，同質問紙のスコア評価式のものも開発されている[2]．しかし，一番大切なのは摂食場面の臨床観察である．

2）精密検査

　精密検査としては嚥下造影と嚥下内視鏡検査が，もっとも信頼がおける[3]．検査のポイントは，咽頭残留や誤嚥を診断する「診断的視点」だけでなく，どうしたら咽頭残留を減らしたり誤嚥を回避できるか，という「治療的視点」である．嚥下内視鏡検査では，兵頭スコアなどを用いたスコア評価法も広く用いられているが，それに加えてリクライニング位や頬杖嚥下といった姿勢の調整，頸部前屈や頸部回旋，ゼリーやトロミとの交互嚥

表 1. 代表的な嚥下訓練のまとめ

分類	嚥下訓練	主な目的	主な対象者
基礎訓練	頭部挙上訓練 （シャキア・エクササイズ）	舌骨上筋群など喉頭挙上にかかわる筋の筋力強化	喉頭挙上が低下し食道入口部の開大不全を認める患者
	嚥下おでこ体操	舌骨上筋群など喉頭挙上にかかわる筋の筋力強化	喉頭挙上が低下し食道入口部の開大不全を認める患者，臥位になれない患者
	嚥下体操	準備体操や全身・頸部の嚥下筋のリラクゼーション	高齢者全般，偽性球麻痺
	舌抵抗訓練	舌による食塊の送り込みや口腔，咽頭内圧の上昇	舌筋力が低下した患者
	前舌保持嚥下訓練	舌根部と咽頭壁の接触を強化し咽頭期嚥下圧を高める	咽頭期の嚥下圧生成が不十分で，咽頭のクリアランスが低下した患者
	呼吸訓練・ブローイング	喀出能力の向上と喉頭挙上，鼻咽腔閉鎖にかかわる筋群の強化	鼻咽腔閉鎖不全，喉頭挙上不全，喀出力が低下した患者
	バルーン法	食道入口部を機械的に拡張し，食塊の咽頭通過を改善する	上部食道括約筋が開大せず，食塊通過が困難な患者
	冷圧刺激	嚥下反射惹起性の改善	嚥下反射惹起不全
	LSVT	口腔期の舌運動や嚥下反射の惹起性の改善	パーキンソン病
	ブリッジ空嚥下訓練 （腰上げ空嚥下訓練）	食道蠕動運動および胃食道逆流の改善	食道期の障害
基礎＆摂食訓練	息こらえ嚥下	嚥下中の誤嚥予防と喀出効果	声門閉鎖不全，喉頭挙上不全，喀出力低下
	K-point 刺激法	咀嚼用運動や嚥下反射を誘発	偽性球麻痺
	メンデルソン手技	舌骨/喉頭の挙上量拡大と挙上時間の延長，咽頭収縮力の増加	咽頭残留により誤嚥する危険性がある患者
	努力嚥下	舌による送り込みや舌根部の後退運動を強める	咽頭残留のある患者
	神経筋電気刺激療法	筋収縮を得ながら嚥下訓練を行う	喉頭挙上あるいは前方運動が不十分な患者
摂食訓練	リクライニング位	誤嚥予防と胃食道逆流の予防	口腔から咽頭への移送不良，嚥下反射惹起遅延，胃食道逆流のある患者
	頸引き嚥下	誤嚥防止や誤嚥軽減	喉頭蓋谷に食物が残留し，嚥下後に誤嚥が生じる患者
	頸部回旋	非回旋側の梨状陥凹が広くなり食道入口部静止圧が低下する	食道入口部の開大不全，咽頭機能に左右差を認める患者
	一側嚥下・側臥位・頬杖嚥下	食道入口部の通過障害を改善させる	食道入口部の通過障害
	バキューム嚥下	嚥下時に吸気努力を行い，食道内に陰圧を形成	食道入口部の開大不全，梨状窩残留

（文献 4 より改訂）

下など，様々な代償法を用いて，best swallow を探ることが重要である．そして，誤嚥や咽頭残留がないように「safe swallow」で失敗のない「error-less training」を繰り返すことが基本となる．治療的視点が欠けていると，少し工夫すれば食べられる症例でも「経口摂取は困難」と判断されるなど，誤った方針決定につながる．

2．嚥下訓練

1）嚥下訓練の分類

食品などを用いない「基礎訓練（間接訓練）」と，利用する「摂食訓練（直接訓練）」がある（表1）．基礎訓練には，舌抵抗訓練や頭部挙上訓練などがある．摂食訓練は，様々な嚥下の手技を用いて行う．実際には，嚥下関連筋の筋力訓練や嚥下反射の誘発，呼吸訓練などの基礎訓練を施行しながら，姿勢調整や食品調整による代償法を駆使して誤嚥を回避しながら摂食訓練を進める．嚥下リハビリテーションの手技は，摂食嚥下リハビリテーション学会ホームページの医療検討委員会作成マニュアル「訓練法のまとめ（2014 年版）」も参照されたい[5]．

2）嚥下訓練の有効性

嚥下訓練は，多くの方法が実践されており，多くの研究や症例報告が蓄積されている．しかし，嚥下訓練の有用性に関してエビデンスの高い研究は多くないのが現状である[6]．具体的な訓練法の統一や帰結の評価方法を確立し，多くのサンプルを対象によくデザインされた臨床研究が求められ

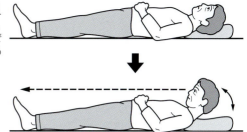

図 4. 頭部挙上訓練と嚥下おでこ体操

嚥下おでこ体操は，持続訓練（ゆっくり5つ数えながら持続して行う）と反復訓練（1から5まで数を唱えながらそれに合わせて下を向くように力を入れる）がある．
（文献7より）

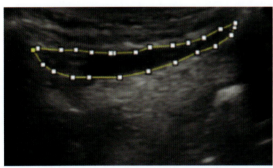
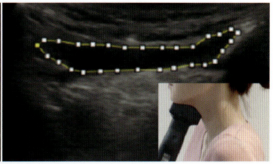

図 5. 嚥下おでこ体操の前（左）と後（右）

嚥下おでこ体操を一定期間指導すると，オトガイ舌骨筋の筋量が増加し，輝度が低下（筋の質が改善）した．

ている．

3．代表的な嚥下訓練

外来や病棟での指導に有用な，代表的な訓練法について概説する．

1）基礎訓練

(1) 頭部挙上訓練（シャキア・エクササイズ）

舌骨上筋群など喉頭挙上にかかわる筋の筋力強化を行い，喉頭の前上方運動を改善して食道入口部の開大を図る（図4）[7]．頭部挙上訓練では，仰臥位の状態で頭だけをつま先が見えるまで高く上げる．咽頭残留を少なくする効果がある．ランダム化比較試験でのエビデンスを有する代表的な基礎訓練の一つである[8]．シャキア・エクササイズの原法は，患者の負荷が大きく，円背患者は臥位の保持が困難なため，後述の嚥下おでこ体操，頸部等尺性収縮手技，徒手的頸部筋力増強訓，CTAR（chin tuck against resistance exercise）などが行われている．

(2) 嚥下おでこ体操

頭部挙上訓練の変法で，額に手を当てて抵抗を加えて，臍を覗き込むように強く下を向く（図4）[7]．我々は，一定期間嚥下おでこ体操を行うとオトガイ舌骨筋の筋量が増加し，筋の質が改善することを報告した（図5）[9]．即時効果もあるため，食前にも実施するとよい．嚥下障害の予防にも有効である．

(3) 嚥下体操

我々は，嚥下おでこ体操を嚥下体操セットとして指導している．指導は，看護師などと連携するとよい．誤嚥は直接訓練や食事の1口目に起こることも多く，嚥下体操はその予防にもなる．浜松市リハビリテーション病院のホームページでも，嚥下体操セットは動画で閲覧可能である（Webで「嚥下おでこ体操，浜松市リハビリテーション病院」で検索）．

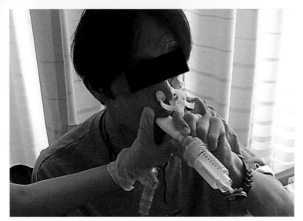

図 6. 呼気筋トレーニング（EMST）
呼気時に抵抗を加えることができる機器を用いて行う．

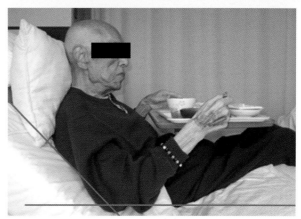

図 7. リクライニング位と頸部前屈
80代，男性．リクライニング位と頸部前屈．誤嚥性肺炎を繰り返していたが，姿勢と食形態の調整により誤嚥性肺炎を繰り返すことがなくなった．

（4）舌抵抗訓練

等尺性筋収縮を要求する抵抗運動により舌の筋力を増大させることで，舌による食塊の送り込みや口腔，咽頭内圧を高めることを期待して行う[5]．

（5）前舌保持嚥下訓練（tongue-hold swallow, Masako 法，舌前方保持嚥下訓練）

咽頭期の嚥下圧生成源となる舌根部と咽頭壁の接触を強化する運動訓練である[5]．咽頭の収縮を促す訓練手技として考案されたが，舌の後退運動訓練にもなる可能性がある．

（6）呼吸訓練

排痰法や呼吸訓練，姿勢管理などを組み合わせて訓練を行うことで，呼吸機能を維持・改善させる．咳嗽力を高める呼気筋トレーニングも行うが，EMST（expiratory muscle strength training）は，嚥下機能の改善も期待できる（図6）[10][11]．RCT を含め，脳卒中やパーキンソン病，頭頸部癌などで有効性の報告が複数ある[12][13]．我々も，EMST により嚥下障害の症状の改善や，咽頭収縮力が改善する可能性を報告している[14]．近年では咳嗽訓練が嚥下機能によいとする報告もある[15]．

4．摂食訓練

1）姿勢調整

（1）リクライニング位

床面に対して体幹角度を調整する[5]．重力を利用し口腔から咽頭への送り込みの促進，嚥下中の誤嚥や咽頭残留物の誤嚥を防ぐ．胃食道逆流がみられる場合は，食後や夜間も体幹角度をギャジアップすることで逆流性の誤嚥を防ぐ（図7）．重症度に応じて30°，45°，60°，座位を使い分けるとよい．枕などを使用して，頸部が伸展しないようにする．

（2）頸部回旋

回旋側の梨状窩は狭くなり，残留しにくくなる．非回旋側の梨状窩は広くなり食塊が誘導されやすくなり，食道入口部の静止圧が低下することで食道入口部が開大しやすくなり，咽頭の通過性が向上する．空嚥下をすることで，非回旋側の梨状窩残留の除去にも有効である．

（3）一側嚥下／側臥位／頰杖嚥下

通過させたい咽頭を下にした姿勢をとり，重力で咽頭通過側に食塊を誘導させる方法である．一側嚥下では，側臥位と頸部回旋を組み合わせる．体幹角度0°で行う完全側臥位法もある．頰杖嚥下は，図8に示すように咽頭の通過側に頰杖をつくように体幹を傾けて摂食を行う姿勢である．頸部側屈と頸部回旋を組み合わせる．

2）嚥下手技

（1）息こらえ嚥下

嚥下時に意識的に息こらえをすることで，声帯レベルでの気道閉鎖が確実となり，声門下圧が上昇することで嚥下中の誤嚥を防止する．嚥下後の呼気で，喉頭や気管に入り込んだ食塊や水分を喀出する．嚥下と呼吸パターンの調整訓練にもなる．

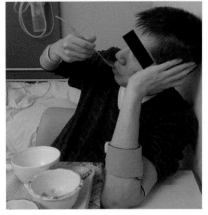

図 8. 左頬杖嚥下
50代，男性．右延髄外側症候群．「左頬杖嚥下の姿勢でないと，むせて食べられない」といい頬杖嚥下を継続している．

(2) K-point 刺激法
臼後三角後縁のやや後方の内側を K-point という．用手的に刺激したり，スプーンやアイスマッサージ棒で刺激すると開口，舌の送り込み運動，咽頭嚥下反射が起こる．

(3) メンデルソン手技
舌骨と喉頭挙上と咽頭収縮がピークに達した時点で嚥下を一時停止するように指示し，この状態を数秒保った後に力を抜いて嚥下前の状態に戻す．喉頭と舌骨を挙上位に保ち，上部食道括約筋を開大させる．

(4) 努力嚥下
嚥下時に活動する嚥下関連筋群の筋活動を意図的に"努力して"高め，舌による送り込みや舌根部の後退運動を強めて咽頭残留を減少させる．

3）食品調整・栄養管理
(1) 食形態の調整
原疾患や障害の程度と病態，嗜好に合わせて食品の物性・形態を調整することにより，食塊形成の障害を代償し，口腔および咽頭への残留や窒息・誤嚥を防ぐことができる．学会分類2021では嚥下調整食およびとろみについて，段階分類を示している[16]．栄養必要量に対して摂取量が不足する場合には補助栄養により補給を行う．低栄養やサルコペニアの予防も重要である．

(2) 代替栄養時の注意点
経鼻胃管のチューブそのものが嚥下運動を阻害したり，チューブの刺激によって唾液や気道の分泌物などが増えることがあるので，8 Fr（太くても10 Fr.）の細いチューブを使用する．長期間の経口摂取が困難な場合は胃瘻も重要な選択肢であるが，胃瘻造設後に栄養状態が改善し嚥下機能もよくなることがある．増設後に嚥下機能を再評価することも重要である．

最近のトピックス

1．バキューム嚥下
嚥下時に吸気努力を組み合わせることで食道内に強い陰圧を形成し，咽頭から食道内へ食塊を流入させる嚥下法である[17]．梨状窩残留の除去に有効である．延髄外側症候群など食道入口部の開大不全をきたす球麻痺がよい適応であるが，神経変性疾患などでも有効な症例がある[18]．指導法の動画も公開しており（浜リハチャンネル），YouTubeで「バキューム嚥下」で検索されたい．

2．ブリッジ空嚥下訓練（腰上げ空嚥下訓練）
食道の機能訓練である．食道が抗重力位になる姿勢（ブリッジ姿勢，腰上げ姿勢）で空嚥下（ブリッジ空嚥下，腰上げ空嚥下）を行うと，嚥下時の食道の収縮力や下部食道括約筋の圧が高まる[19]

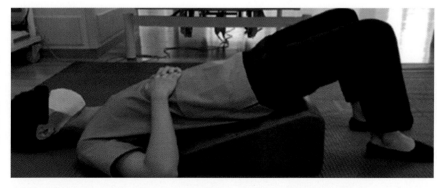

図 9．ブリッジ空嚥下（腰上げ空嚥下）
食道が抗重力位になるように，腰の下にクッションを挿入する．嚥下と嚥下の間を10秒開けながら空嚥下を1日10回×4週間行った．胃食道逆流症状や，一部の症例では胃食道接合部の粘膜病変が改善した．入院や外来でも指導可能である．

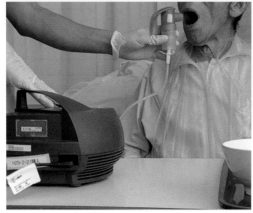

図 10. 酒石酸ネブライザー
10％の酒石酸溶液をネブライザーで食後に噴霧して，咳嗽を誘発している．10％で咳嗽を誘発できない場合は，20％の酒石酸溶液を用いることもある．

（図 9）．この姿勢で一定期間空嚥下を行うと，胃食道逆流（GERD）症状や胃食道接合部の粘膜病変，食道内残留が改善しうる[20)21)]．GERD による症状や，食道内残留や食道から咽頭への逆流による誤嚥の対策によい．誤嚥性肺炎を繰り返す症例の中には，食道期の問題が隠れていることがある．

3．酒石酸ネブライザー（CiTA）

不顕性誤嚥がある患者では，随意的に咳を指示して誤嚥物を喀出しながら摂食してもらうことがある．しかし，認知症などにより指示に従えない場合，酒石酸ネブライザー（cough-inducing method using a tartaric acid nebulizer：CiTA，シータと読む）を用いて咳を誘発すると，誤嚥物や痰を喀出できる[22)]（図 10）．患者の吸引負担の軽減や，吸引では届かない末梢気道の誤嚥物や痰の喀出に有用である．我々は嚥下造影検査室にも常備している．入院や外来でも指導可能である．ポケットサイズのネブライザーは，持ち運びが便利である．

おわりに

嚥下リハビリテーションの治療効率を向上させるには，適切な評価と病態の把握が欠かせない．機能障害への治療のみならず，患者を生きている存在として包括的に捉える視点が重要である．

参考文献

1) 聖隷嚥下チーム（著），藤島一郎（監）：リハビリテーションの考え方と治療：pp. 67-80，嚥下障害ポケットマニュアル　第 4 版．医歯薬出版，2018．
2) 中野雅徳，藤島一郎，大熊るり ほか：スコア化による聖隷式嚥下質問紙評価法の検討．日摂食嚥下リハ会誌，24（3）：240-246，2020．
3) 藤島一郎：嚥下リハビリテーション入門 I　嚥下障害入門―原因，症状，評価（スクリーニング，臨床評価）とリハビリテーションの考え方，Jpn Rehab Med，50：202-211，2013．
4) 巨島文子，倉智雅子，藤島一郎：嚥下障害のリハビリテーション．喉頭，32：20-28，2020．
5) 日本摂食嚥下リハビリテーション学会医療検討委員会：訓練法のまとめ（2014 版）．日摂食嚥下リハ会誌，18（1）：55-89，2014．
6) 一般社団法人日本耳鼻咽喉科学会（編）：保存的治療：pp. 26-28，嚥下障害診療ガイドライン 2018 年度版．金原出版，2018．
7) 浜松市リハビリテーション病院ホームページ．http://www.hriha.jp/section/swallowing/gymnastics/
8) Shaker R, Easterling C, Kern M, et al：Rehabilitation of swallowing by exercise in tube—fed patients with pharyngeal dysphagia secondary to abnormal UES opening. Gastroenterology, 122(5)：1314-1321, 2002.
9) Ogawa N, Ohno T, Kunieda K, et al：A Novel Exercise to Improve Suprahyoid Muscle Area and Intensity as Evaluated by Ultrasonography. Dysphagia. 2024. [Online ahead of print] Summary　嚥下おでこ体操を一定期間行うと嚥下筋の筋量や筋の質が改善することをエコーで示した．
10) Wheeler KM, Chiara T, Sapienza CM：Surface electromyographic activity of the submental muscles during swallow and expiratory pressure threshold training tasks. Dysphagia, 22(2)：108-116, 2007.
11) Pauloski BR, Yahnke KM：Using Ultrasound to Document the Effects of Expiratory Muscle Strength Training（EMST）on the Geniohyoid Muscle. Dysphagia, 37(4)：788-799, 2021.
12) Troche MS, Okun MS, Rosenbek JC, et al：Aspiration and swallowing in Parkinson disease and rehabilitation with EMST：a randomized trial. Neurology, 75(21)：1912-1919, 2010.

13) Hutcheson KA, Barrow MP, Plowman EK, et al：Expiratory muscle strength training for radiation-associated aspiration after head and neck cancer：A case series. Laryngoscope, **128**(5)：1044-1051, 2018.

14) 俵　祐一，藤島一郎，有薗真一ほか：吸気筋トレーニングの臨床的有益性―脳血管障害における摂食嚥下・咳嗽機能での検証―. 日本呼吸ケア・リハビリテーション学会誌, **28**(2)：279-285, 2019.

15) Troche MS, Curtis JA, Sevitz JS, et al：Rehabilitating Cough Dysfunction in Parkinson's Disease：A Randomized Controlled Trial. Mov Disord, **38**(2)：201-211, 2023.

16) 日本摂食嚥下リハビリテーション学会　嚥下調整食委員会：日本摂食嚥下リハビリテーション学会嚥下調整食分類 2021. 日摂食嚥下リハ会誌, **25**(2)：135-149, 2021.

17) Kunieda K, Kubo S, Fujishima I：New Swallowing Method to Improve Pharyngeal Passage of a Bolus by Creating Negative Pressure in the Esophagus-Vacuum Swallowing. Am J Phys Med Rehabil, **97**(9)：e81-e84, 2018.
Summary　嚥下時に胸腔内に強い陰圧を形成することで，食塊を咽頭から食道内に流入させる嚥下法をバキューム嚥下と命名した.

18) Okamoto K, Kunieda K, Ohno T, et al：A Case of a Patient With Spinal Muscular Atrophy With Dysphagia Who Acquired Vacuum Swallowing. Cureus, **16**(1)：e53129, 2024.

19) Aoyama K, Kunieda K, Shigematsu T, et al：Effect of Bridge Position Swallow on Esophageal Motility in Healthy Individuals Using High-Resolution Manometry. Dysphagia, **36**(4)：551-557, 2021.

20) Aoyama K, Kunieda K, Shigematsu T, et al：Bridge Swallowing Exercise for Gastroesophageal Reflux Disease Symptoms：A Pilot Study. Prog Rehabil Med, **7**：20220054, 2022.
Summary　食道期を鍛える訓練「ブリッジ空嚥下訓練」を行うと，GERD 症状や一部の症例で胃食道接合部の粘膜病変が改善することを示した.

21) Aoyama K, Kunieda K, Shigematsu T, et al：Bridge Swallowing Exercise for Stroke Patients with Gastroesophageal Reflux Disease Symptoms：A Case Series. Prog Rehabil Med, **7**：20220058, 2022.

22) Ohno T, Tanaka N, Fujimori M, et al：Cough-Inducing Method Using a Tartaric Acid Nebulizer for Patients with Silent Aspiration. Dysphagia, **37**(3)：629-635, 2022.

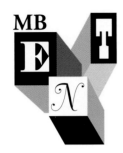

◆特集・リハビリテーションを活かそう―耳鼻咽喉科頭頸部外科領域―

頸部郭清の術後リハビリテーション

高橋美貴[*1] 大川直子[*2]

Abstract 頭頸部がんに対する根治治療として手術を実施するにあたり，多くの症例で原発病巣の切除に加えて予防的または治療的に頸部郭清術が併用される．また，化学放射線療法の前後や再発時に実施することもあり，頸部郭清術は頭頸部がん治療の様々な段階で施行されている．頸部郭清術では，郭清範囲に胸鎖乳突筋や副神経が含まれることが多く，術中操作あるいはリンパ組織との合併切除により術後に頸部や肩の機能障害を生じることが多く，耳鼻咽喉科・頭頸部外科とリハビリテーション科が連携をとり，早期からリハビリテーションを実施することが望まれる．本稿では，リハビリテーションを行ううえで知っておくべき頸部郭清術の種類や郭清範囲で注意すべき神経，血管，筋組織，頸部や肩の機能障害などについて概説し，当院でのリハビリテーション方法を紹介する．

Key words 頭頸部がん(head and neck cancer)，頸部郭清術(neck dissection)，副神経(spinal accessory nerve)，頸部・肩症状(shoulder syndrome)，リハビリテーション(rehabilitation)

はじめに

頸部郭清術とは，頸部リンパ節に転移した病変に対する根治治療として，頸部の各領域のリンパ節を周囲の脂肪組織と一塊に切除する術式である．頭頸部がんに対して根治的外科手術を実施するにあたり，多くの症例で原発病巣の切除に加えて予防的または治療的に頸部郭清術が併用される．郭清範囲は原発巣や腫瘍の進展によって決定され，郭清範囲や合併切除する非リンパ組織（神経・血管・筋）により後遺症は異なる．

また，近年，進行頭頸部がんに対する標準治療として行われることが多くなってきた化学放射線療法(chemoradiotherapy：CRT)でも，CRT の前後や再発時に頸部郭清術が行われることもあり，頸部郭清術は頭頸部がん治療の様々な段階で適応となる．頸部郭清術では，郭清範囲に胸鎖乳突筋や副神経が含まれることが多く，術中操作あるいはリンパ組織との合併切除により術後に頸部や肩の機能障害を生じることが多いため，多くの頭頸部患者に対して術後リハビリテーションが求められる．

頸部リンパ節のレベル分類と頸部郭清術の種類

頸部郭清術で郭清される範囲は，頭頸部癌取扱い規約（図1）[1]や American Academy of Otolaryngology-Head and Neck Surgery（AAO-HNS）のレベル分類で規定されている．頸部の各レベルとサブレベルの境界を規定する解剖学的構造[1]について表1に示す．

根治的頸部郭清術(radical neck dissection：RND)では，レベルⅠ～Ⅴのすべての領域を郭清し，胸鎖乳突筋，副神経，内頸静脈を合併切除する．RND と同様，レベルⅠ～Ⅴのすべての領域を郭清範囲とし，胸鎖乳突筋，副神経，内頸静脈のいずれか一つ以上の非リンパ組織を温存するもの

[*1] Takahashi Miki，〒650-0017 兵庫県神戸市中央区楠町7-5-2 神戸大学医学部附属病院リハビリテーション部
[*2] Okawa Naoko，同部

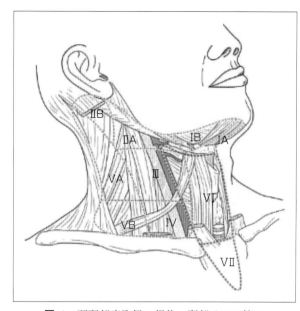

図1. 頭頸部癌取扱い規約　頸部リンパ節の
レベル分類
（文献1，p.194より転載）

を保存的頸部郭清術(modified radical neck dissection：MRND)，レベルⅠ～Vのうち一つ以上のレベルを温存する場合を，選択的頸部郭清術(selective neck dissection：SND)と定義されている．

口腔がんでは，まずオトガイ部(レベルⅠA)や顎下部(レベルⅠB)に転移することが多く，次いでレベルⅡAに転移が高頻度にみられる．術前診断で明らかな転移リンパ節を認めない場合は，予防的頸部郭清としてレベルⅠ～Ⅲの郭清が行われる場合が多い．肩甲舌骨筋上頸部郭清(supraomohyoid neck dissection：SOHND)と呼ばれ，頸部リンパ節転移のないT1，T2の早期舌がんに推奨されている．

口腔がんで転移がみられる場合，以前は胸鎖乳突筋を合併切除して，レベルⅠ～Vまで郭清する施設が多かったが，近年，術後のQOLが重視されるようになり，術前の転移がレベルⅠまたはⅡのリンパ節転移に留まっている場合は，レベルVの郭清を省略し，胸鎖乳突筋の切除や副神経麻痺を回避するようになってきた[2]．

喉頭・下咽頭がんに対する下咽頭喉頭全摘出術，喉頭全摘出術などの手術で，予防的頸部郭清では，内頸静脈，胸鎖乳突筋，副神経を温存し，レベルⅡ～Ⅳを郭清することが多い．リンパ節転移がみられる場合は，後頸部領域(レベルV)も郭清する．レベルVは胸鎖乳突筋の外側後方にあたり，手術の操作上，胸鎖乳突筋は合併切除されることが多いが，腫瘍が癒着していなければ内頸静脈と副神経は温存を試みる．

甲状腺がんの9割以上を占める乳頭がんはリン

表1. 頸部レベルとサブレベルの境界を規定する解剖学的構造

レベル	上方	下方	前方（内側）	後方（外側）
ⅠA	下顎正中	舌骨体	対側顎二腹筋前腹	同側顎二腹筋前腹
ⅠB	下顎体	顎二腹筋後腹	顎二腹筋前腹	茎突舌骨筋
ⅡA	頭蓋底	舌骨下縁に一致した水平面	茎突舌骨筋	副神経に一致した垂直面
ⅡB	頭蓋底	舌骨下縁に一致した水平面	副神経に一致した垂直面	胸鎖乳突筋外側縁
Ⅲ	舌骨下縁に一致した水平面	輪状軟骨下縁に一致した水平面	胸骨舌骨筋外側縁	胸鎖乳突筋外側縁または頸神経叢知覚枝
Ⅳ	輪状軟骨下縁に一致した水平面	鎖骨	胸骨舌骨筋外側縁	胸鎖乳突筋外側縁または頸神経叢知覚枝
ⅤA	胸鎖乳突筋と僧帽筋の交点	輪状軟骨下縁に一致した水平面	胸鎖乳突筋後縁または頸神経叢知覚枝	僧帽筋前縁
ⅤB	輪状軟骨下縁に一致した水平面	鎖骨	胸鎖乳突筋後縁	僧帽筋前縁
Ⅵ	舌骨	胸骨上切痕（頸切痕）	総頸動脈	総頸動脈
Ⅶ	胸骨上切痕（頸切痕）	無名動脈（腕頭動脈）	胸骨	気管，食道，椎前筋膜

（文献1，pp.194-195より転載）

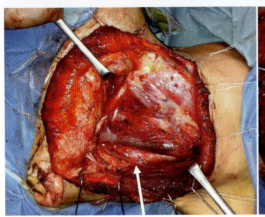
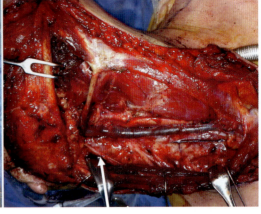

図 2. 頸部郭清術写真
矢印：副神経

パ節転移が多く，甲状腺の切除と併せてリンパ節郭清術が行われる．日本内分泌外科学会のリンパ節分類では，もっとも頻度が高い気管周囲のレベルⅥを，Ⅰ：喉頭前，Ⅱ：気管前，Ⅲ：気管傍，Ⅳ：甲状腺周囲と分類している．

頸部郭清術での注意すべき神経

上頸部の郭清では，顔面神経の下顎縁枝と舌下神経の慎重な取り扱いが求められる[3]．顔面神経は耳下腺内を走行し，上主枝と下主枝に分岐した後，下主枝からさらに分岐するのが主に口角の運動を担当する下顎縁枝である．下顎縁枝は耳下腺から出て，下顎角の浅層を通過し少し下垂して下顎骨下縁から尾側に 1 cm 以内を走行し，口角に向かって上がっていく．非常に細い神経であるので筋鉤をかけたり，牽引したりするだけでも麻痺を生じ，容貌の変化や口唇閉鎖不全をきたす．舌下神経は内頸動脈，外頸動脈を乗り越えて，顎二腹筋後腹の深部をくぐって顎舌骨筋の深部から舌に分布していく．舌の運動を司り，麻痺をきたした場合は構音や嚥下に影響が出る．迷走神経は総頸動脈，内頸静脈の間を走行しており，腹腔まで多数の枝を出している．頭頸部領域では，上喉頭神経，反回神経の役割が重要で，麻痺により嗄声や誤嚥をきたす．

頸部郭清術後の頸部・肩症状(いわゆる shoulder syndrome)にもっとも深くかかわってくるのが副神経である．副神経は，延髄根から発生する内枝と脊髄根から起こり胸鎖乳突筋と僧帽筋を支配する外枝に分けられるが，この外枝は頸静脈孔を通り頭蓋底から出て内頸静脈に沿って下降し，顎二腹筋の後腹の深部をくぐる高さ付近から外側に向かって分離し始める．この時にレベルⅡの郭清上限から術野にあらわれ，レベルⅤの郭清下限にかけて郭清組織内を走行している．その後，胸鎖乳突筋の裏面(深部側)に侵入し，僧帽筋枝に関してはこの筋を越えてさらに下降して僧帽筋の裏面に入っている．副神経は解剖学的に温存され，術中の電気刺激検査において反応が残されていても，周囲の組織からの剥離操作の影響で，術後に麻痺症状が出現することは稀ではない(図2)．

頸部郭清術後の頸部や肩の機能障害

前述のように，頸部郭清術では，郭清範囲に胸鎖乳突筋や副神経が含まれることが多く，術中操作あるいはリンパ組織との合併切除により，しばしば，術後に頸部や肩の機能障害を生じる．胸鎖乳突筋は一側の収縮により，頭部を傾け，頸部を回旋させる．上方では乳様突起に付着し，下方に向かい，胸骨に停止する胸骨頭(胸骨枝)および鎖骨頭(鎖骨枝)に分かれる．僧帽筋は主に背部のもっとも表層にある筋肉で，外後頭隆起から正中を尾側に向かい，後頭骨上項線，項靱帯，第七頸椎から第十二胸椎まで続き，鎖骨外側，肩峰，肩甲棘に停止する．副神経外枝，頸神経叢筋枝の神経支配下にあり，上部・中部・下部の各線維に分かれ，肩甲骨の挙上，下制・内転・上方回旋運動に作用する．肩甲胸郭関節は機能的関節であり，

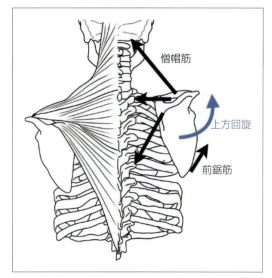

図 3. 僧帽筋の機能と上方回旋時における
　　　前鋸筋との共同作用
　　　（Ibis paint アプリにて作成）

胸郭の構造や周囲筋に依存し上肢運動に大きく影響する．肩甲骨の上方回旋時には僧帽筋が内転方向および下方へ，前鋸筋が前方へ牽引することで共同して作用し，肩甲上腕関節の安定化を担っている(図3)．

　僧帽筋に麻痺が生じた場合，これら運動が制限され，肩甲骨の下垂や翼状肩甲といった特徴的な症状を呈する．僧帽筋の麻痺による翼状肩甲は前鋸筋麻痺とは異なり上肢外転時に著明となる．また，頸部や肩甲帯のこりや痛み，締め付け感，硬さ，しびれなどを訴えることが多い．上記症状により肩の運動が障害された状態が持続すると，二次的な肩関節の炎症や拘縮，いわゆる癒着性関節包炎を生じ，疼痛や肩可動域制限が遷延する[4]．

　以上のように僧帽筋機能不全や肩の機能障害は，上肢の可動域制限や頸部の疼痛をきたし，日常生活を過ごすうえで QOL の低下を招く．客観的な肩の機能障害の評価としては肩関節の自動的可動域の測定が挙げられる．鬼塚らは，副神経温存例での検討では7割で150°未満の僧帽筋麻痺を認めたが，術後にリハビリテーションを行い，術後約6か月では，全例150°以上に上肢外転の自動的可動域は改善したと報告している[5]．その他，副神経の神経電動検査や僧帽筋の筋電図も有用である[6]．

　主観的な評価方法には，厚生労働省科学研究費補助金「頭頸部がんのリンパ節転移に対する標準的治療法の確立に関する研究」によって作成された頸部郭清術後機能評価法[7]や，左右の頸部について独立して評価可能な項目を抜き出した簡易版頸部郭清術機能評価法[8]がある．

頸部郭清の術後リハビリテーション

　頭頸部癌診療ガイドライン[4]やがんのリハビリテーション診療ガイドライン[9]において，頭頸部がんに対する頸部リンパ節郭清術が行われる患者に対して，術後のリハビリテーション治療を行うことが推奨されている．当院では，頸部郭清術後の患者は全例リハビリテーション科に紹介され，上肢機能のリハビリテーションが処方される．原則として作業療法士が実施しているが，術前より運動療法目的に理学療法士が介入している場合には，理学療法士が担当する場合もある．

　リハビリテーションの目的は，① 不動，過用，誤用の予防，② 僧帽筋の促通，③ 代償の筋力トレーニングである．肩に負担のかからない日常生活の指導や，肩甲周囲や頸部の温熱，肩・肩甲骨・頸部の関節可動域訓練を行い，二次性の癒着性関節包炎を予防し肩の運動障害の改善を目標としている．僧帽筋の代償筋は，肩甲挙筋(肩甲骨挙上)，菱形筋(肩甲骨内転)，前鋸筋(肩甲骨上方回旋)であり，肩甲上腕関節の支持を担う回旋筋腱板(棘上筋，棘下筋，小円筋，肩甲下筋)とともに，これらの筋群もリハビリテーションの対象とする．

　リハビリテーション実施上の臨床評価では，僧帽筋麻痺に特徴的な肩甲骨の偏位や翼状肩甲の有無を確認し，肩関節屈曲や外転の自動的可動域および他動的可動域を測定して上肢機能への影響を評価する．著明な僧帽筋麻痺を認める症例では安静時でも僧帽筋上部線維の辺縁が下降し，肩甲骨が下垂，外転偏位している場合がある．また，肩甲骨挙上および内転，肩関節屈曲，外転運動時に僧帽筋の収縮を認めるか，肩甲骨が適切な位置にあるかも確認する．軽度の僧帽筋麻痺症例では安

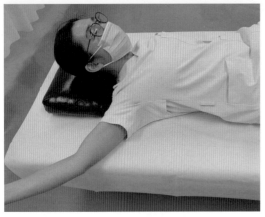

図 4. 肩関節の関節可動域訓練：外転
肩関節外転運動．上肢を体幹の横に置いた姿勢からゆっくりと頭部に向かって円を描くように開く．無理のないところまで開いたら，その姿勢を 5〜10 秒保持する．

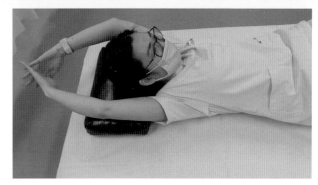

図 5. 肩関節の関節可動域訓練：屈曲
肩関節屈曲運動．両手を組んで上肢をゆっくりと持ち上げ，ゆっくりと元に戻す．上げた姿勢を 5〜10 秒保持する．

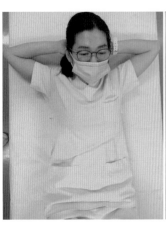 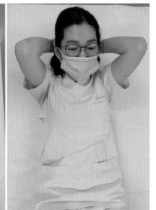

図 6. 羽ばたき運動　　　　　　　　a｜b
a：頭の後ろで両手を組み，肩関節を外転・外旋させ，大胸筋を開いた姿勢を 5〜10 秒保持する．
b：頭の後ろで両手を組み，肩関節を内旋させ，大胸筋を閉じ，肘を寄せるようにする．

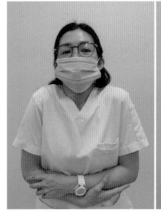 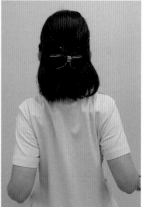

図 7. 肩甲骨の可動域訓練　　　　　　a｜b
a：肩甲骨挙上．両肩を同時にすくめ元に戻す．
b：肩甲骨内転．肘を軽く曲げ，肩甲骨を中心に引き寄せ，5〜10 秒その姿勢を保持する．

静時には著変がなくても，運動時に生じている場合もある．頸部郭清術が片側の場合は左右で比較すると肩甲骨偏位や僧帽筋の状態がわかりやすい．両側の場合は左右で比較できないため，安静時と運動時の相違を確認するとよい．肩関節周囲炎や骨折などの既往も肩の機能評価に影響するため聴取しておく．頸部の可動域を計測する場合は，頸部の安静度を確認のうえ，腫脹や疼痛といった創部症状，ドレナージチューブや気管カニューレなどの留置物に留意し，適切な時期に行う．

術後早期では頸部にドレーンが挿入され，疼痛や腫脹を伴うことが多く，創部に注意しながら肩甲帯のリラクセーション，肩関節・肩甲帯の他動的関節可動域練習，自動あるいは自動介助での肩関節運動を行う．ベッドサイドでは，臥位（図 4〜6）や座位（図 7）のような軽負荷から始め，リハビリテーション室では棒体操（図 8），セラバンド（図 9）のように徐々に負荷を上げていく．

術直後や僧帽筋麻痺が著明な場合は臥位で実施するか，肩甲骨や上肢を徒手的に補助し適切な運動を誘導する[10)11)]．過度な運動は筋疲労や疼痛を誘発しやすいため，運動回数や強度に注意し段階

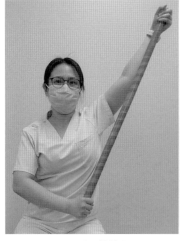
a．肩関節外転

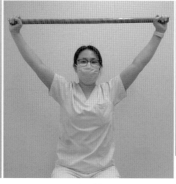
b．肩関節屈曲

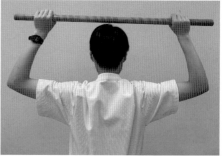
c．肩甲骨の回旋

図 8．棒体操

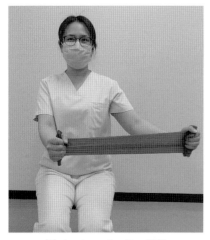
図 9．セラバンドの運動

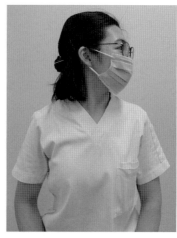
a．回旋

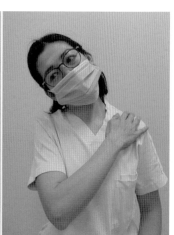
b．側屈

図 10．頸部の可動域訓練

的に負荷を上げる．翌日に疼痛や疲労が残らない程度が目安となる．頸部，肩甲帯だけではなく上腕外側に鈍痛を生じることもある．また，術直後は頸部の運動が制限されていることがある．特に，遊離皮弁による再建術では血管吻合が行われている場合は，必ず主治医に安静度や留意点を確認する．創部が落ち着き，頸部の安静が解除されれば，頸部運動も実施する(図10)．

図11の症例では，口腔底がん T3N2bM0 Stage IVA に対して左舌部分切除，左下顎辺縁切除，左頸部郭清術，左前腕皮弁による再建術を施行後，術後 CRT が施行された．左頸部郭清術の範囲はレベル I A〜Ⅳで内頸静脈，胸鎖乳突筋，副神経はいずれも温存されている．安静時は左僧帽筋上部線維の辺縁がやや下降しており，左肩甲骨の外転偏位を認める．さらに，肩甲骨挙上時(僧帽筋収縮時)にも同様の症状を認め，上肢外転時には左翼状肩甲を呈している．リハビリテーション介入当初は左肩関節屈曲120°，外転90°であったが，約1か月後には屈曲145°，外転150°と改善を認めた．症例は40代と若く，意欲的で退院後も積極的に自主練習に取り組めていた．肩の疼痛は特に生じず，創部や肩部以外の機能的な制限やADLの低下も少ないため肩の運動に注力できた．CRTのため再入院となったが改善した上肢機能は維持されていた．しかし，CRT後には左頸部の腫れやつっぱり，硬さなどの訴えを認めた．

図12の症例では，下咽頭がんに対して初回は

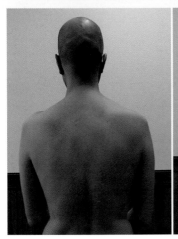 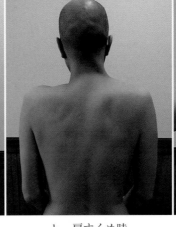 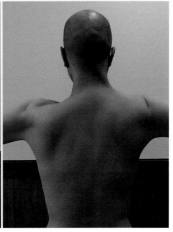

　　a．安静時　　　　　　　　b．肩すくめ時　　　　　　　c．肩関節外転時
図 11．左頸部郭清術を施行した口腔底がん症例

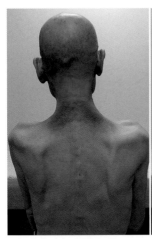 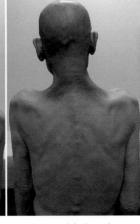 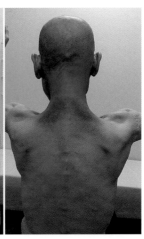

　　a．安静時　　　　　　　　b．肩すくめ時　　　　　　　c．肩関節外転時
図 12．両側頸部郭清術を施行した下咽頭がん症例

CRT を行い，その後再発し，T4aN2bM0 で咽喉頭摘出，両側頸部郭清（レベル Ⅱ～Ⅳ，Ⅵ，外側咽頭後リンパ節）を施行した．内頸静脈，胸鎖乳突筋，副神経はいずれも切断されている．僧帽筋の筋力低下を認め，術後リハビリテーション介入時の肩関節屈曲角度は右 100°，左 120°，外転角度は右 60°，左 100°であったが，退院時は肩関節屈曲が右 110°，左 120°，外転は右 90°，左 120°と若干改善した．退院後も継続した訪問リハビリテーションが行われているが，上肢の挙上障害は残存し，服の着脱には苦労していた．左肩の凝りを感じるとのことであったが，特に疼痛の訴えはなかった．

図 13 の症例では，甲状腺乳頭がん T4aN1bM0 に対して，甲状腺全摘，気管合併切除，気管皮膚瘻作成，左反回神経再建，左頸部郭清を施行した．左頸部郭清は，レベル ⅡA～Ⅲ，両側Ⅵで，内頸静脈，胸鎖乳突筋，副神経は温存している．安静時には僧帽筋の下降は認めないが，肩甲骨挙上時には僧帽筋の収縮不全が生じている．翼状肩甲は上肢外転時にわずかに認めた．本症例は入院期間が約 2 週間であり，入院中のリハビリテーション介入は 2 回にとどまり，自宅での自主練習の重要性を説明し退院時指導を実施した．左肩関節屈曲角度は 125°，外転角度は 105°が翌日には屈曲 130°，外転 155°と拡大し，外来受診時にはさらに拡大していた．ほとんど後遺症はないものの脳梗塞の既往があり，活動量の低下を患者自身が懸念

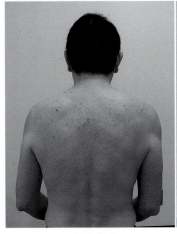
a．安静時

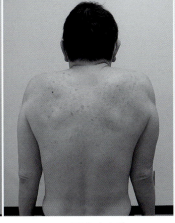
b．肩すくめ時

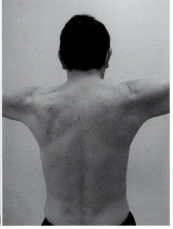
c．肩関節外転時

図 13．左頸部郭清術を施行した甲状腺乳頭がん症例

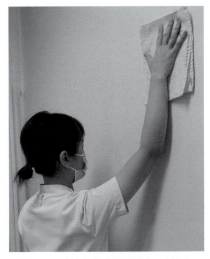

図 14．壁拭き（肩関節屈曲，外転）

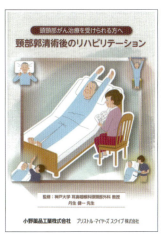

図 15．頸部郭清術後のリハビリテーション冊子（許諾を得て掲載）

し，自主練習に関して熱心に質問されていた．

自主練習としては，前述の座位で行う肩の体操は比較的取り組みやすく，病室や自宅での練習メニューとして指導している．肩甲骨の挙上は鏡で確認すると患者自身も理解しやすい．棒体操はタオルや靴ベラなどで代用してもよい．壁を利用しての肩関節運動も自宅で比較的容易に取り組める（図 14）．また，小野薬品工業株式会社が作成している頸部郭清術後のリハビリテーションに関する冊子（図 15）や療法士作成の資料を配布し，退院時指導時に使用している．近年は入院期間が短縮しており，適切な肩の使用と自主練習の指導の重要性が増してきた．

自宅退院後，家事や仕事に復帰する場合も多いため，日常生活上の問題について早めに情報収集をし，上肢挙上を伴う動作が必要か確認しておく．子どもを抱く，重い荷物を長時間持つといった腕に負担がかかる動作をできるだけ避け，膝に乗せて抱く，患側のみで持たずに両手で持つ，ショッピングカートを使用するなどの工夫を指導する．特に，頭上に上肢を挙げる動作の負担が大きいことを伝えておく．

施設によっては経皮的電気神経刺激を用いて筋力向上を目的に僧帽筋の筋収縮を促す介入も行っている[12]．また，頸部郭清術と術後放射線療法は術後 3 か月および 6 か月の肩の機能障害に有意に影響を及ぼすため[13]，より長期間にわたってリハビリテーションが必要になる場合もある．

参考文献

1) 日本頭頸部癌学会（編）：頭頸部癌取扱い規約 第6版補訂版．金原出版, 2019.

2) Kakei Y, Komatsu H, Minamikawa T, et al：Extent of neck dissection for patients with clinical N1 oral cancer. Int J Clin Oncol, **25**(6)：1067-1071, 2020.
   Summary 100人の舌がん患者において、レベルVへのリンパ節転移（pLN）は認められなかったので、レベルVの郭清の省略は容認される.

3) 古川竜也, 丹生健一, 高橋美貴ほか：頸部郭清術後のリハビリテーション診療．久保俊一ほか（編）：pp. 197-207, 耳鼻咽喉科頭頸部外科領域のリハビリテーション医学・医療テキスト．シナノ書籍印刷, 2022.

4) 日本頭頸部癌学会（編）：頭頸部癌診療ガイドライン2018年版．金原出版, 2019.

5) 鬼塚哲郎, 海老原 充, 飯田善幸ほか：副神経保存した頸部郭清術における僧帽筋麻痺の経時的回復, 頭頸部癌, **34**(1)：67-70, 2008.

6) 辻 哲也：頭頸部がんの特徴・治療・リハビリテーションの概要．辻 哲也（編）：pp. 68-87, がんのリハビリテーションマニュアル．医学書院, 2011.

7) 丹生健一, 井上博之, 川端一嘉ほか：術後機能と後遺症からみた頸部郭清術—頸部郭清術の後遺症に関する実態調査より—．頭頸部癌, **31**(3)：391-395, 2005.

8) 丹生健一, 鬼塚哲郎, 川端一嘉ほか：頭頸部がんの頸部リンパ節転移に対する標準的手術法の確立に関する研究—頸部郭清術の後遺症調査—．頭頸部癌, **36**(1)：82-88, 2010.
   Summary 多施設での頸部郭清術後QOLに与える影響を検討し、50Gy以上の放射線治療例では「硬さ」の訴えが強くなることなどが確認された.

9) 日本リハビリテーション医学会, がんのリハビリテーションガイドライン改訂委員会（編）：がんのリハビリテーション診療ガイドライン 第2版：pp. 64-69. 金原出版, 2019.

10) 田沼 明：自宅でできるリハビリテーションのレシピ．耳喉頭頸, **89**(9)：734-739, 2017.

11) 伏屋洋志, 辻 哲也：知っておきたい効果的なリハビリテーション．耳喉頭頸, **93**(10)：829-835, 2021.
    Summary 頸部郭清術後のリハビリテーションにはshoulder syndromeにかかわる解剖学的知識が不可欠であり、診察や評価、リハビリテーションの診療が重要である.

12) 辻 哲也：頸部郭清術後のリハビリテーション治療．JOHNS, **35**(8)：997-1002, 2019.

13) Imai T, Sato Y, Abe J, et al：Shoulder function after neck dissection：Assessment via a shoulder-specific quality-of-life questionnaire and active shoulder abduction. Auris Nasus Larynx, **48**(1)：138-147, 2021.
    Summary 頸部郭清後6か月で肩機能は改善したが、多変量解析にて術後放射線療法は、術後早期の肩機能低下の予測因子であった.

年　月　日

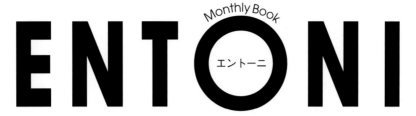

FAX 専用注文書

「Monthly Book ENTONI」誌のご注文の際は，このFAX専用注文書もご利用頂けます．また電話でのお申し込みも受け付けております．
毎月確実に入手したい方には年間購読申し込みをお勧めいたします．また各号1冊からの注文もできますので，お気軽にお問い合わせください．

バックナンバー合計
5,000円以上のご注文
は代金引換発送

―お問い合わせ先―
㈱全日本病院出版会　営業部
電話　03(5689)5989　　　FAX　03(5689)8030

□年間定期購読申し込み　No.　　　から

□バックナンバー申し込み

No. － 　冊	No. － 　冊	No. － 　冊	No. － 　冊
No. － 　冊	No. － 　冊	No. － 　冊	No. － 　冊
No. － 　冊	No. － 　冊	No. － 　冊	No. － 　冊
No. － 　冊	No. － 　冊	No. － 　冊	No. － 　冊

□他誌ご注文

　　　　　　　　　　　　冊　　　　　　　　　　　　冊

お名前　フリガナ　　　　　　　　　㊞　　　電話番号

ご送付先　〒　-　　　　　　　　　□自宅　□お勤め先

領収書　無・有　（宛名：　　　　　　　　　　　　）

FAX 03-5689-8030 全日本病院出版会行

年　月　日

住 所 変 更 届 け

お 名 前	フリガナ	
お客様番号		毎回お送りしています封筒のお名前の右上に印字されております8ケタの番号をご記入下さい。
新お届け先	〒　　　　都道 　　　　　府県	
新電話番号	（　　　　　）	
変更日付	年　　月　　日より	月号より
旧お届け先	〒	

※ 年間購読を注文されております雑誌・書籍名に✓を付けて下さい。

☐ Monthly Book Orthopaedics （月刊誌）

☐ Monthly Book Derma. （月刊誌）

☐ Monthly Book Medical Rehabilitation （月刊誌）

☐ Monthly Book ENTONI （月刊誌）

☐ PEPARS （月刊誌）

☐ Monthly Book OCULISTA （月刊誌）

FAX 03-5689-8030

全日本病院出版会行

Monthly Book ENTONI バックナンバー

2024. 10. 現在

No.248 編集企画／神田幸彦
補聴器・人工中耳・人工内耳・軟骨伝導補聴器
―聞こえを取り戻す方法の比較―

No.249 編集企画／將積日出夫
エキスパートから学ぶめまい診療 【増大号】 4,800円＋税

No.250 編集企画／藤枝重治
詳しく知りたい！舌下免疫療法

No.253 編集企画／小林一女
聴覚検査のポイント―早期発見と適切な指導―

No.257 編集企画／市村恵一
みみ・はな・のどの外来診療 update
―知っておきたい達人のコツ 26― 【増刊号】 5,400円＋税

No.258 編集企画／佐野 肇
耳鳴・難聴への効果的アプローチ

No.262 編集企画／中田誠一
ここが知りたい！ CPAP療法

No.263 編集企画／小林俊光
エキスパートから学ぶ最新の耳管診療 【増大号】 4,800円＋税

No.264 編集企画／須納瀬 弘
耳鼻咽喉科外来処置での局所麻酔

No.265 編集企画／中川尚志
耳鼻咽喉科疾患とバリアフリー

No.266 編集企画／室野重之
知っておきたいみみ・はな・のどの感染症
―診断・治療の実際―

No.267 編集企画／角南貴司子
"めまい"を訴える患者の診かた

No.268 編集企画／野中 学
頭痛を診る―耳鼻いんこう科外来での pitfall―

No.269 編集企画／鈴木幹男
耳鼻咽喉科頭頸部外科手術の危険部位と合併症
―その対策と治療―

No.270 編集企画／櫻井大樹
耳鼻咽喉科医が知っておきたい薬の知識
―私はこう使う― 【増刊号】 5,400円＋税

No.271 編集企画／伊藤真人
子どもの難聴を見逃さない！

No.272 編集企画／朝蔭孝宏
高齢者の頭頸部癌治療
―ポイントと治療後のフォローアップ―

No.273 編集企画／吉川 衛
Step up！ 鼻の内視鏡手術―コツと pitfall―

No.274 編集企画／平野 滋
みみ・はな・のど アンチエイジング

No.275 編集企画／欠畑誠治
経外耳道的内視鏡下耳科手術(TEES)

No.276 編集企画／吉崎智一
耳鼻咽喉科頭頸部外科 見逃してはいけないこの疾患 【増大号】 4,800円＋税

No.277 編集企画／折田頼尚
どうみる！頭頸部画像―読影のポイントと pitfall―

No.278 編集企画／木村百合香
耳鼻咽喉科領域におけるコロナ後遺症
―どう診る，どう治す―

No.279 編集企画／工 穣
オンライン診療・遠隔医療のノウハウ
―海外の状況も含めて―

No.280 編集企画／藤本保志
嚥下障害を診る

No.281 編集企画／山﨑知子
ヒトパピローマウイルス(HPV)
―ワクチン接種の積極的勧奨にあたり知っておくべき知識―

No.282 編集企画／萩森伸一
顔面神経麻痺を治す

No.283 編集企画／守本倫子
見逃さない！子どものみみ・はな・のど外来診療 【増刊号】 5,500円＋税

No.284 編集企画／山本 裕
みみを診る―鑑別診断のポイントと治療戦略―

No.285 編集企画／三澤 清
頭頸部癌治療の新しい道―免疫・薬物療法―

No.286 編集企画／清水猛史
アレルギー性鼻炎・慢性副鼻腔炎の薬物療法
―適応と効果―

No.287 編集企画／古川まどか
頭頸部外来診療におけるエコー検査活用術

No.288 編集企画／堀井 新
めまい検査を活用しよう―適応と評価―

No.289 編集企画／大島猛史
みみ・はな・のどの"つまり"対応 【増大号】 4,900円＋税

No.290 編集企画／山下 勝
大人と子どもの首の腫れ

No.291 編集企画／楯谷一郎
頭頸部外科領域における鏡視下・ロボット支援下手術

No.292 編集企画／近松一朗
知っておくべきアレルギー・免疫の知識

No.293 編集企画／角田篤信
みみ・はな・のど診療に内視鏡をどう活かすか？

No.294 編集企画／細井裕司
軟骨伝導聴覚―耳鼻咽喉科医に必要な知識―

No.295 編集企画／髙野賢一
扁桃手術の適応と新しい手技

No.296 編集企画／曾根三千彦
みみ・はな・のど鑑別診断・治療法選択の勘どころ 【増刊号】 5,500円＋税

No.297 編集企画／小川恵子
漢方治療を究める

No.298 編集企画／藤原和典
外来でみる甲状腺疾患

No.299 編集企画／野口佳裕
知っておきたい耳鼻咽喉科の遺伝性疾患
―診断と対応―

No.300 編集企画／堤 剛
めまい―診断と鑑別のポイント―

No.301 編集企画／阪本浩一
聞き取り困難症―検出と対応のポイント―

No.302 編集企画／田中康広
第一線のエキスパートが教える耳科・鼻科における
術前プランニングと手術テクニック 【増大号】 4,900円＋税

通常号⇒No.278まで 本体2,500円＋税
　　　　No.279以降 本体2,600円＋税

※その他のバックナンバー，各目次等
　の詳しい内容はHP
　（www.zenniti.com）をご覧下さい．

次号予告

"口とのど"の悩みに応える

No. 304（2024 年 12 月号）
編集企画／旭川医科大学病院手術部長
　　　　　　　　　　林　　達哉

病的所見と紛らわしい口腔内の 　　正常構造	林　　達哉
口臭の悩みにどう対処する？	福田　光男
舌痛症	山村　幸江
味覚異常（異味症を含む）	田中　真琴
扁桃肥大の取り扱い	本間　あや
小児の口腔・咽頭粘膜病変	大石　智洋
成人の口腔・咽頭粘膜病変	脇坂　理紗ほか
口腔粘膜病変 　　―皮膚科からの視点―	岸部　麻里
咽喉頭異常感と慢性咳嗽	片田　彰博

編集顧問：本庄　　巌	京都大学名誉教授	
小林　俊光	仙塩利府病院 耳科手術センター長	No. 303　編集企画：
編集主幹：曾根 三千彦	名古屋大学教授	小川武則　岐阜大学教授
香取　幸夫	東北大学教授	

Monthly Book ENTONI　No.303

2024 年 11 月 15 日発行（毎月 1 回 15 日発行）
定価は表紙に表示してあります.
Printed in Japan

発行者　　末　定　広　光
発行所　　株式会社　全日本病院出版会
〒 113-0033 東京都文京区本郷 3 丁目 16 番 4 号 7 階
　　　　電話（03）5689-5989　Fax（03）5689-8030
　　　　郵便振替口座 00160-9-58753

Ⓒ ZEN・NIHONBYOIN・SHUPPANKAI, 2024

印刷・製本　三報社印刷株式会社　　　　電話（03）3637-0005
広告取扱店　株式会社文京メディカル　　電話（03）3817-8036

・本誌に掲載する著作物の複製権・翻訳権・上映権・譲渡権・公衆送信権（送信可能化権を含む）は株式会社
　全日本病院出版会が保有します.
・ JCOPY ＜（社）出版者著作権管理機構　委託出版物＞
　本誌の無断複写は著作権法上での例外を除き禁じられています. 複写される場合は, そのつど事前に,（社）出版
　者著作権管理機構（電話 03-5244-5088, FAX 03-5244-5089, e-mail: info@jcopy.or.jp）の許諾を得てください.
　本誌をスキャン, デジタルデータ化することは複製に当たり, 著作権法上の例外を除き違法です. 代行業者等
　の第三者に依頼して同行為をすることも認められておりません.